生きるのがしんどいので

# 「メンタルにいいこと」やってみた!

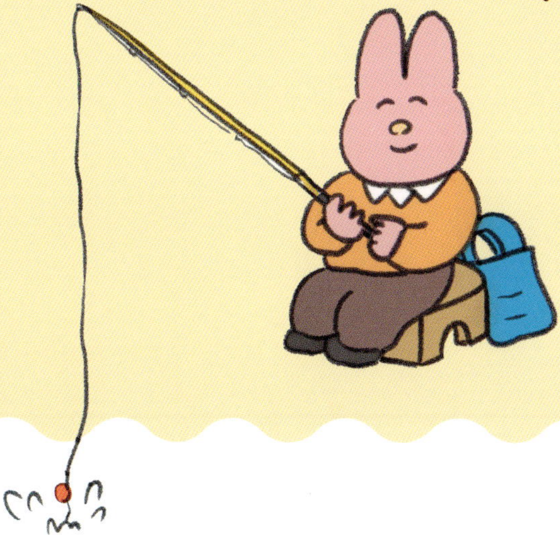

なおにゃん

監修　下園壮太
メンタルトレーナー

世界文化社

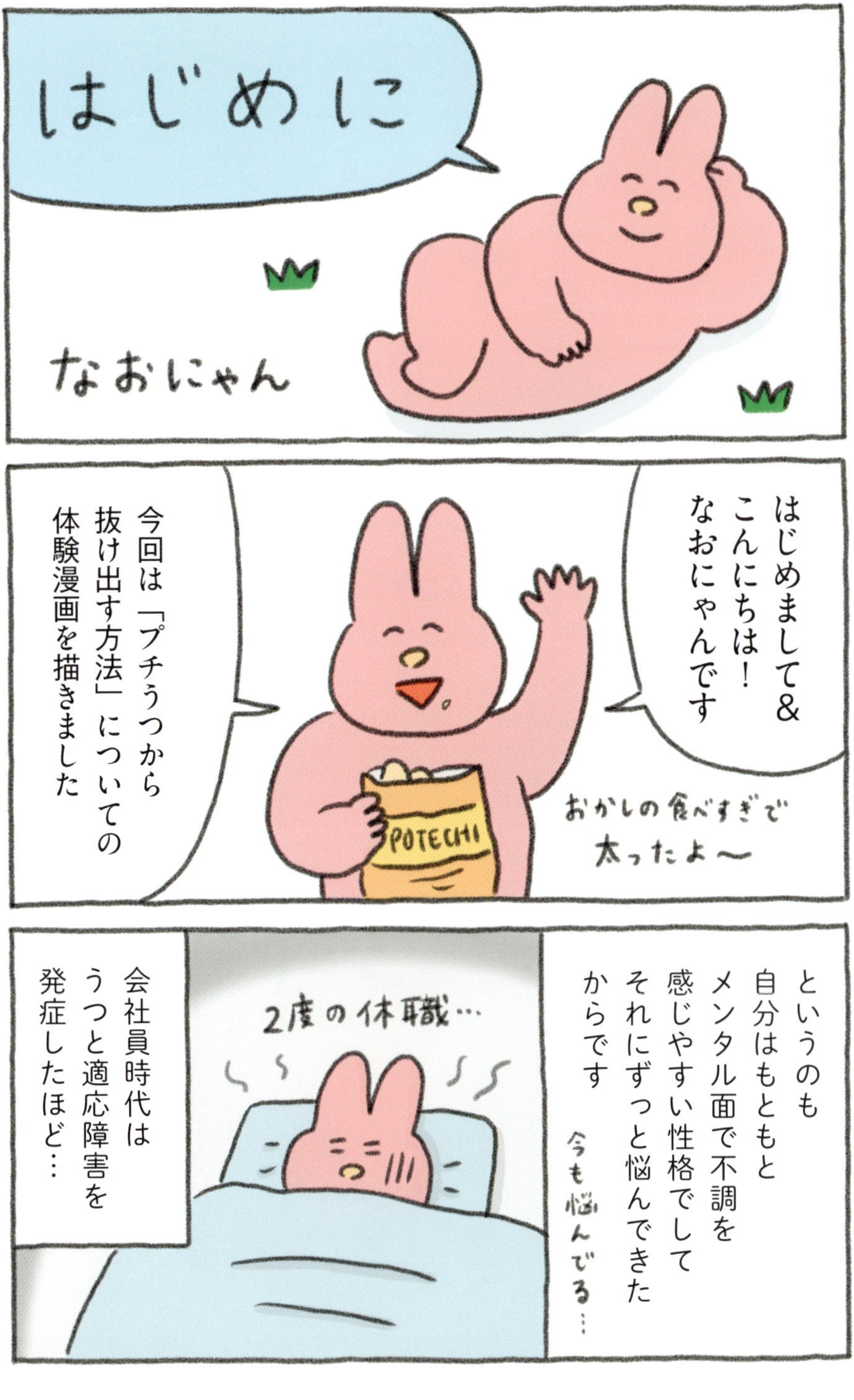
はじめに
なおにゃん
はじめまして&
こんにちは!
なおにゃんです
POTECHI
おかしの食べすぎで太ったよ〜
今回は「プチうつから抜け出す方法」についての体験漫画を描きました
というのも自分はもともとメンタル面で不調を感じやすい性格でしてそれにずっと悩んできたからです
今も悩んでる…
2度の休職…
会社員時代はうつと適応障害を発症したほど…

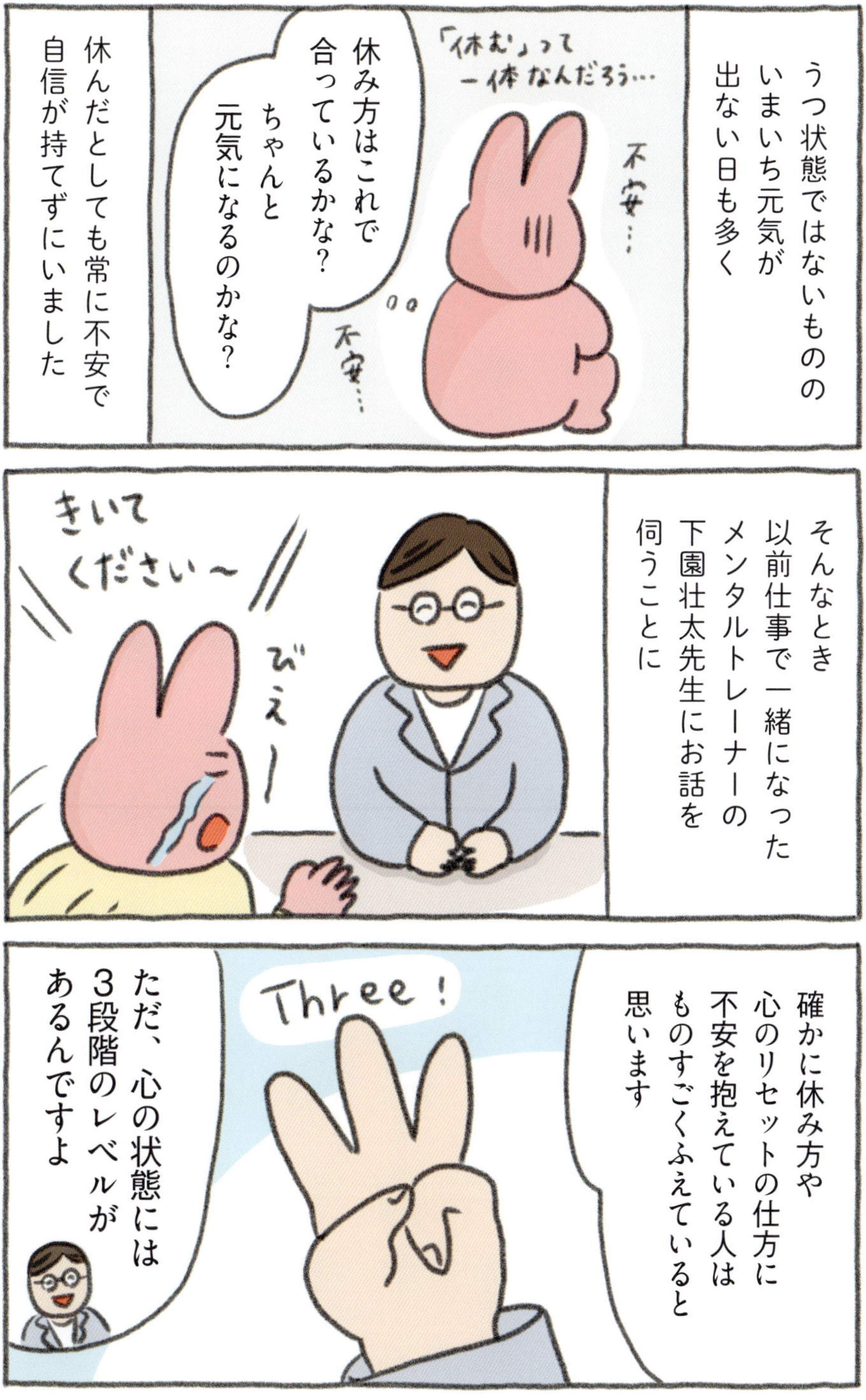
うつ状態ではないものの
いまいち元気が
出ない日も多く
「休む」って
一体なんだろう…
不安…
休み方はこれで
合っているかな？
ちゃんと
元気になるのかな？
不安…
休んだとしても常に不安で
自信が持てずにいました
そんなとき
以前仕事で一緒になった
メンタルトレーナーの
下園壮太先生にお話を
伺うことに
きいて
ください～
びえ～
確かに休み方や
心のリセットの仕方に
不安を抱えている人は
ものすごくふえていると
思います
Three！
ただ、心の状態には
3段階のレベルが
あるんですよ

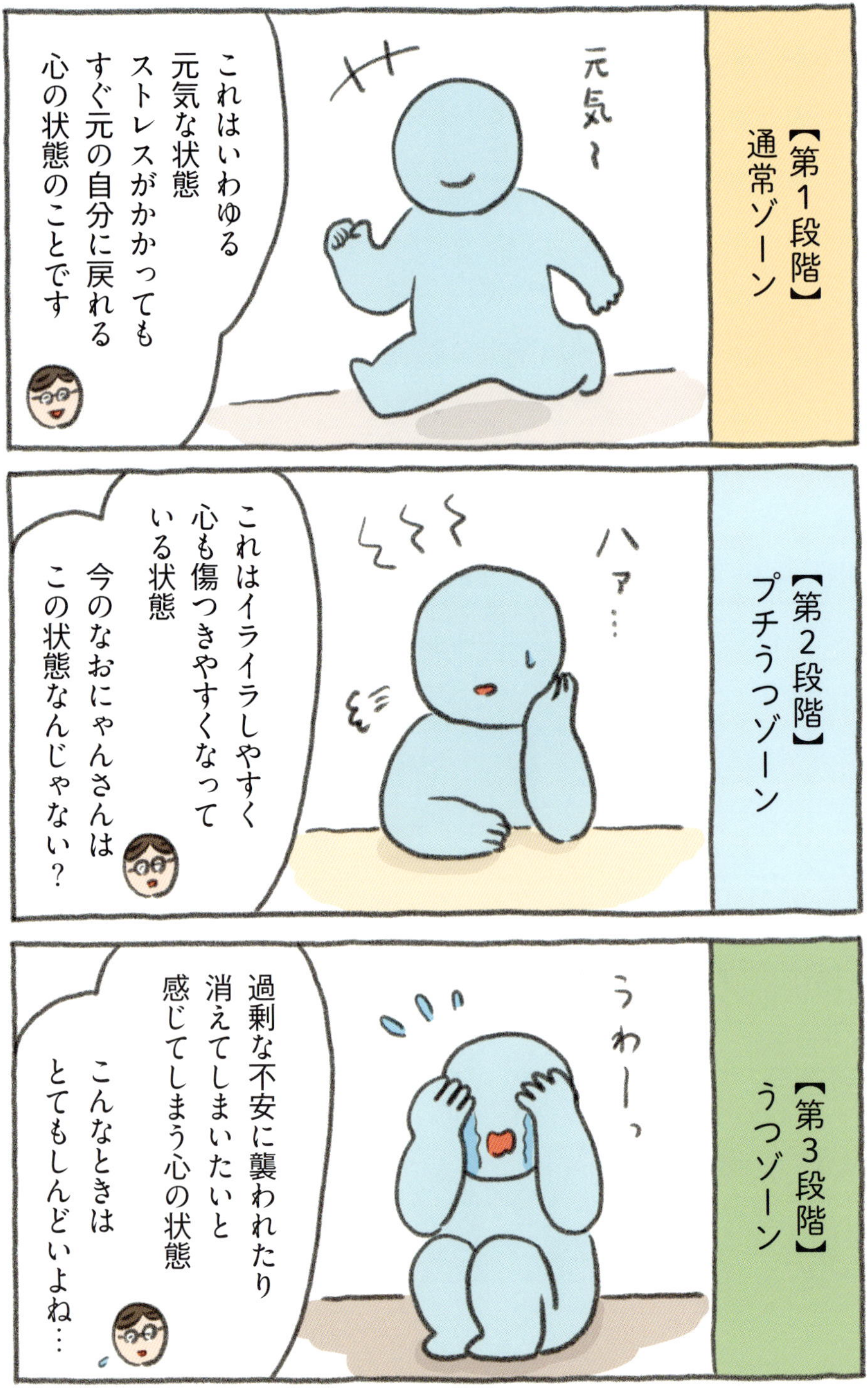
【第1段階】通常ゾーン
元気〜
これはいわゆる
元気な状態
ストレスがかかっても
すぐ元の自分に戻れる
心の状態のことです
【第2段階】プチうつゾーン
ハァ…
これはイライラしやすく
心も傷つきやすくなって
いる状態
今のなおにゃんさんは
この状態なんじゃない？
【第3段階】うつゾーン
うわーっ
過剰な不安に襲われたり
消えてしまいたいと
感じてしまう心の状態
こんなときは
とてもしんどいよね…

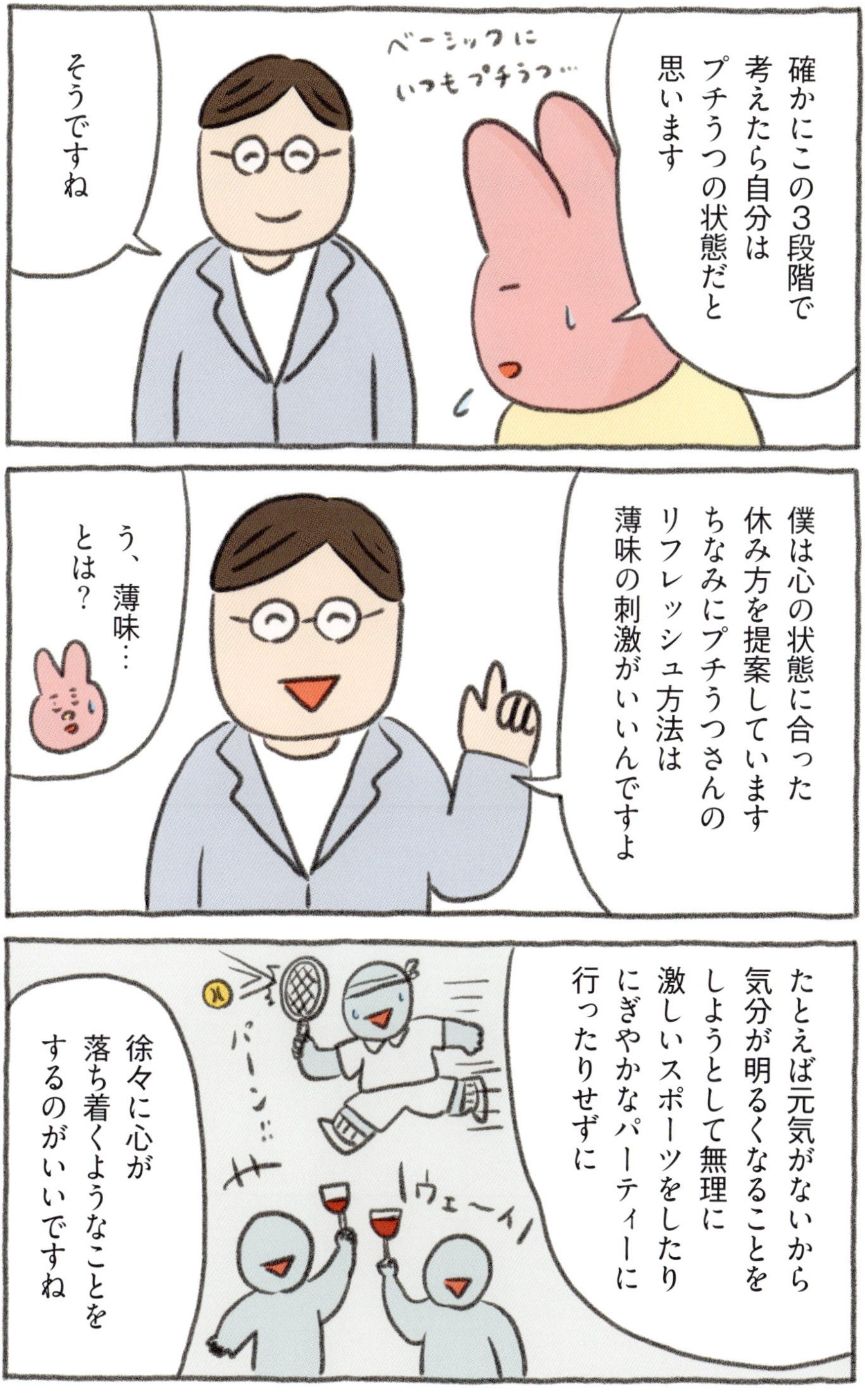
確かにこの3段階で考えたら自分はプチうつの状態だと思います
ベーシックにいつもプチうつ…
そうですね
僕は心の状態に合った休み方を提案していますちなみにプチうつさんのリフレッシュ方法は薄味の刺激がいいんですよ
う、薄味…とは？
たとえば元気がないから気分が明るくなることをしようとして無理に激しいスポーツをしたりにぎやかなパーティーに行ったりせずに
パーン!!
ウェーイ
徐々に心が落ち着くようなことをするのがいいですね

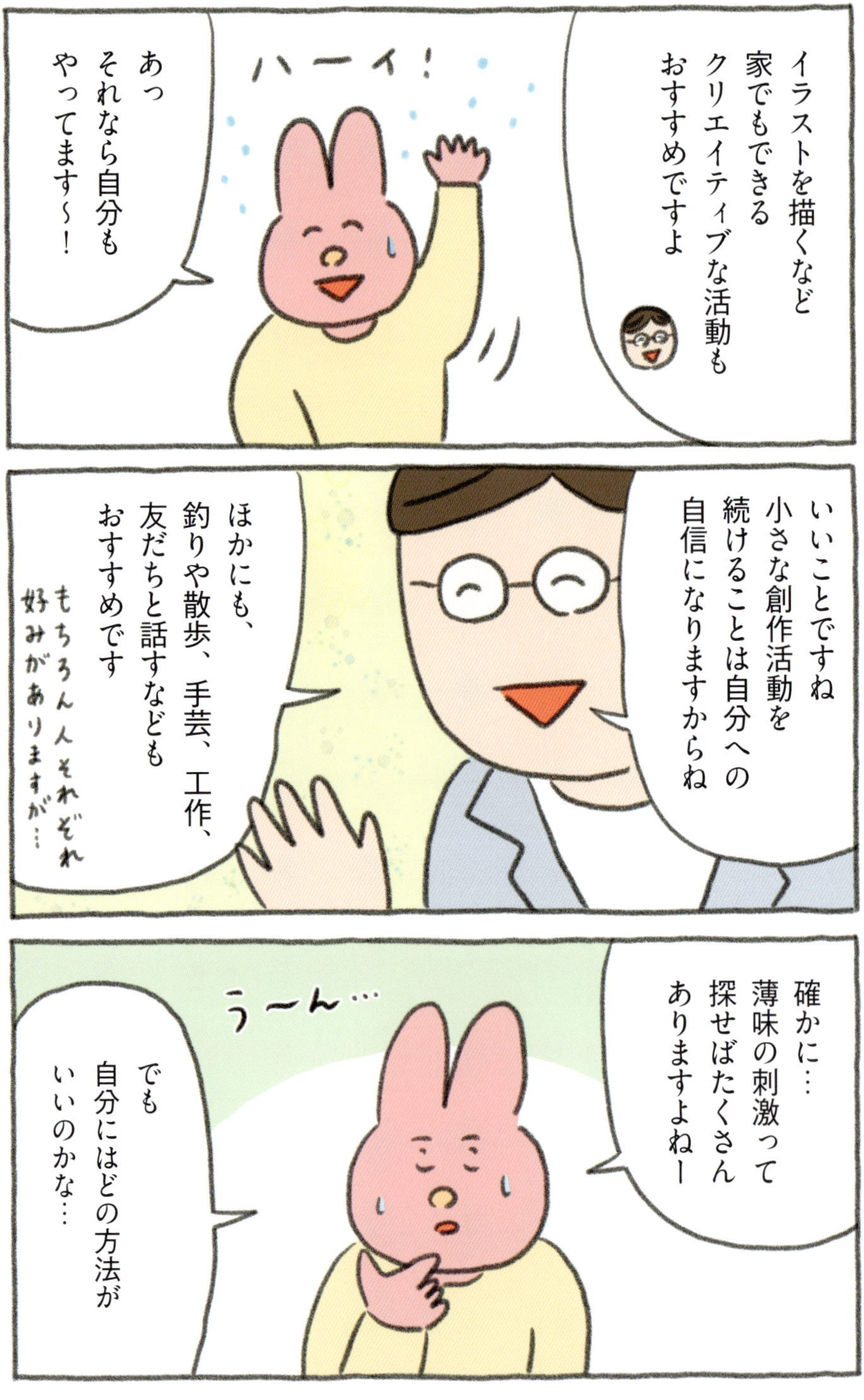

イラストを描くなど家でもできるクリエイティブな活動もおすすめですよ
ハーイ！
あっ それなら自分もやってます〜！
いいことですね 小さな創作活動を続けることは自分への自信になりますからね
ほかにも、釣りや散歩、手芸、工作、友だちと話すなどもおすすめです
もちろん人それぞれ好みがありますが…
確かに…薄味の刺激って探せばたくさんありますよねー
うーん…
でも 自分にはどの方法がいいのかな…

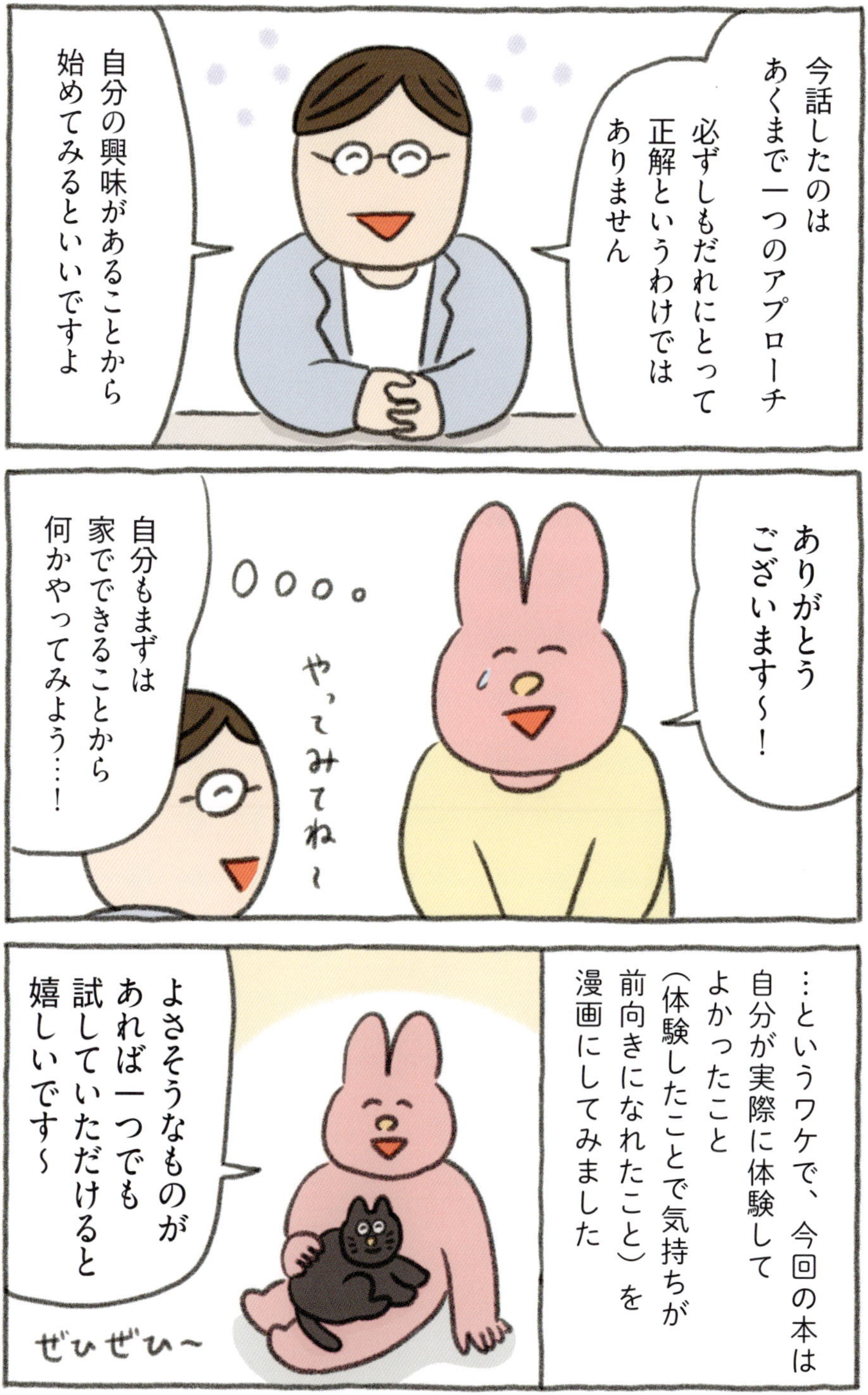
今話したのは あくまで一つのアプローチ 必ずしもだれにとって 正解というわけでは ありません
自分の興味があることから 始めてみるといいですよ
ありがとう ございます〜！
やってみてね〜
自分もまずは 家でできることから 何かやってみよう…！
…というワケで、今回の本は 自分が実際に体験して よかったこと （体験したことで気持ちが 前向きになれたこと）を 漫画にしてみました
よさそうなものが あれば一つでも 試していただけると 嬉しいです〜
ぜひぜひ〜

CONTENTS



## STEP 1
# 「おうち入院」してみた

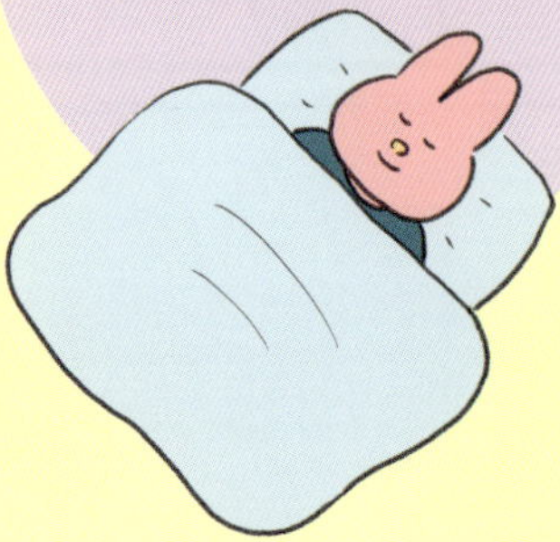

STEP 2

# 「ご近所ソロ活」してみた

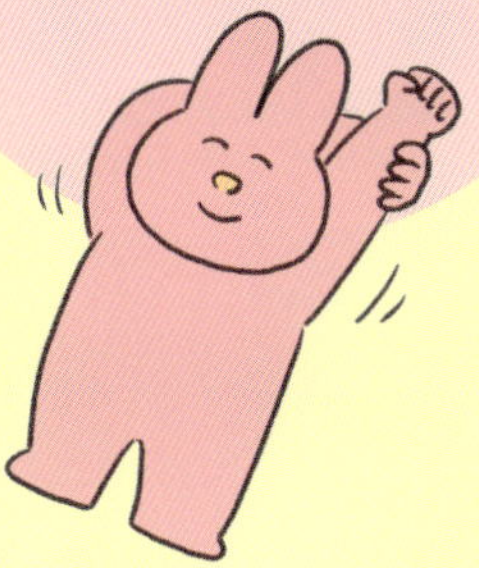

STEP
# 3
# 「人生初！」にチャレンジしてみた

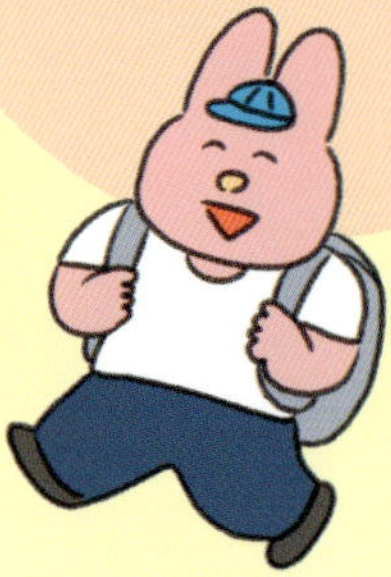

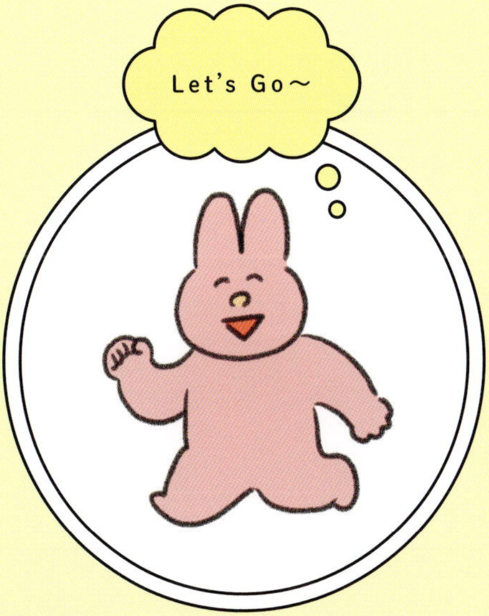


[STAFF]
ブックデザイン　喜來詩織（エントツ）
構成・編集協力　上村絵美
校正　聚珍社
編集　三宅礼子

## ・本書の使い方・

**この本では、なおにゃんが実際にやってみた「メンタルにいいこと」をコミックエッセイ形式で紹介しています。心のケアに役立ったことが楽しく描かれていますので、リラックスしながら読んでください。エッセイに入りきらなかった情報は、文章として追加しています。コミックとあわせて参考にして、ぴったりのセルフケアを見つけてくださいね。**

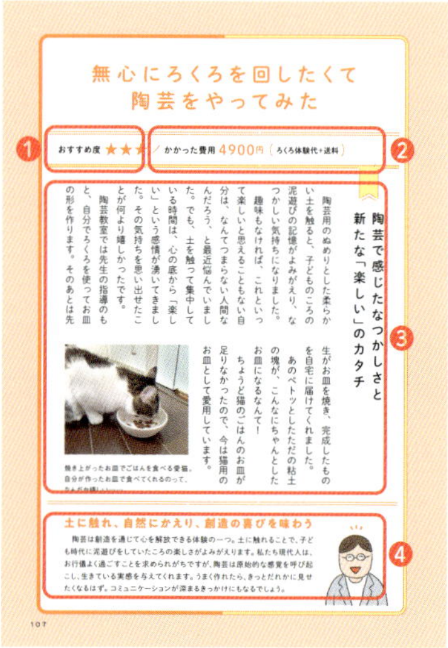

# 無心にろくろを回したくて陶芸をやってみた

1 おすすめ度 ★★★ ／ かかった費用 4900円（ろくろ体験代＋送料） 2

### 陶芸で感じたなつかしさと新たな「楽しい」のカタチ 3

陶芸用のぬめりとした柔らかい土を触ると、子どものころの泥遊びの記憶がよみがえり、なつかしい気持ちになりました。

趣味もなければ、これといって楽しいと思えることもない自分は、なんてつまらない人間なんだろう、と最近悩んでいました。でも、土を触って集中している時間は、心の底から「楽しい」という感情が湧いてきました。その気持ちを思い出せたことが何より嬉しかったです。

陶芸教室では先生の指導のもと、自分でろくろを使ってお皿の形を作ります。そのあとは先生がお皿を焼き、完成したものを自宅に届けてくれました。

あのベトッとしたただの粘土の塊が、こんなにちゃんとしたお皿になるなんて！

ちょうど猫のごはんのお皿が足りなかったので、今は猫用のお皿として愛用しています。

焼き上がったお皿でごはんを食べる愛猫。自分が作ったお皿で食べてくれるのって、

### 土に触れ、自然にかえり、創造の喜びを味わう 4

陶芸は創造を通じて心を解放できる体験の一つ。土に触れることで、子ども時代に泥遊びをしていたころの楽しさがよみがえります。私たち現代人は、お行儀よく過ごすことを求められがちですが、陶芸は原始的な感覚を呼び起こし、生きている実感を与えてくれます。うまく作れたら、きっとだれかに見せたくなるはず。コミュニケーションが深まるきっかけにもなるでしょう。

107

**❶おすすめ度**
実践してみたメンタルケア法のおすすめ度。なおにゃんの個人的な感想を3段階で評価しています。

**❷かかった費用**
取り組む際にかかった費用の概算を参考として記載しています（※とくに記載がない場合は交通費は含まず）。

**❸なおにゃんのエッセイ**
コミックで伝えきれなかった情報や感想を、エッセイ形式で補足しました。

**❹下園壮太先生の解説**
メンタルトレーナーの下園先生による、実践の効果やメンタルケアに関するアドバイスです。

この本では、さまざまなストレス解消法をなおにゃんの視点で紹介しています。

ストレス解消法には、「癒やし系」と「はしゃぎ系」があります。

「癒やし系」とは、音楽を聴く、温かいお風呂に浸かる、自然や動物と触れ合うなど、心を落ち着ける方法。プチうつ状態のときは、この「癒やし系」を優先するのがおすすめです。

元気が戻ってきたら、アクティブな「はしゃぎ系」のストレス解消法も少しずつ試してみましょう。旅行やスポーツ、友人との交流などを楽しむことで、気分転換にもなり、日常に新しい活力を与えてくれます。

どの方法も人それぞれ、合う・合わないがありますので、やってみたらなおにゃんとは違った感想を抱くかもしれません。本書はあくまでも参考として、気になったものを自由に取り入れてみてください。

実践してみて疲れを感じたり、違和感があったりしたときは無理せずに。疲れたときは、何よりも睡眠を優先しましょう。

STEP

1

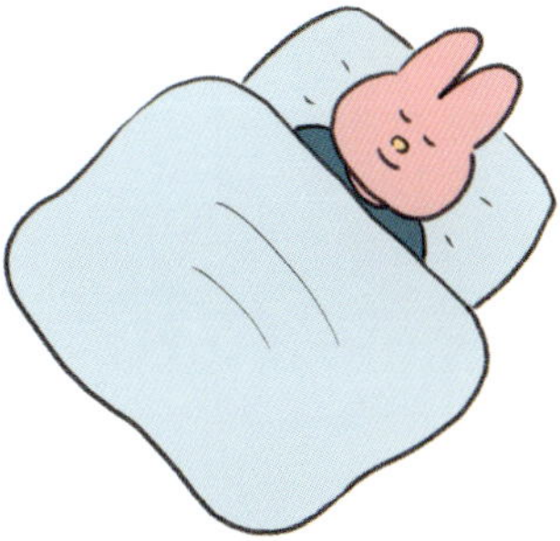

# 「おうち入院」してみた

メンタル的に疲れてしんどいとき、
入院したつもりになって、
自宅でゆっくりと休息を取ることで
心身がリカバーしていきます。
弱ったメンタルをいたわり
癒やすアイデアです。

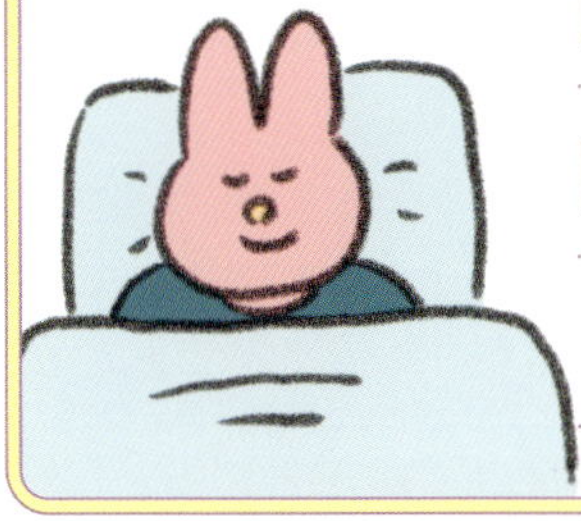

# 睡眠こそ最高の薬！「おうち入院」してみた

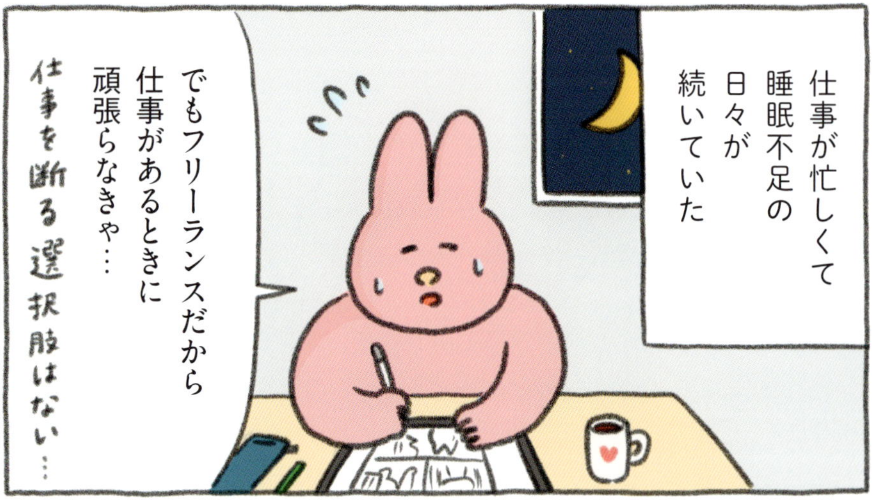
仕事が忙しくて睡眠不足の日々が続いていた
でもフリーランスだから仕事があるときに頑張らなきゃ…
仕事を断る選択肢はない…

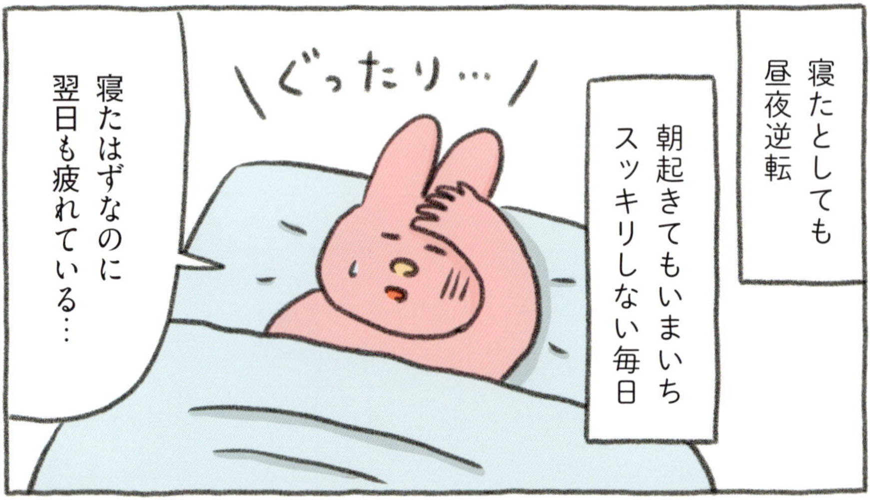
寝たとしても昼夜逆転
朝起きてもいまいちスッキリしない毎日
ぐったり…
寝たはずなのに翌日も疲れている…

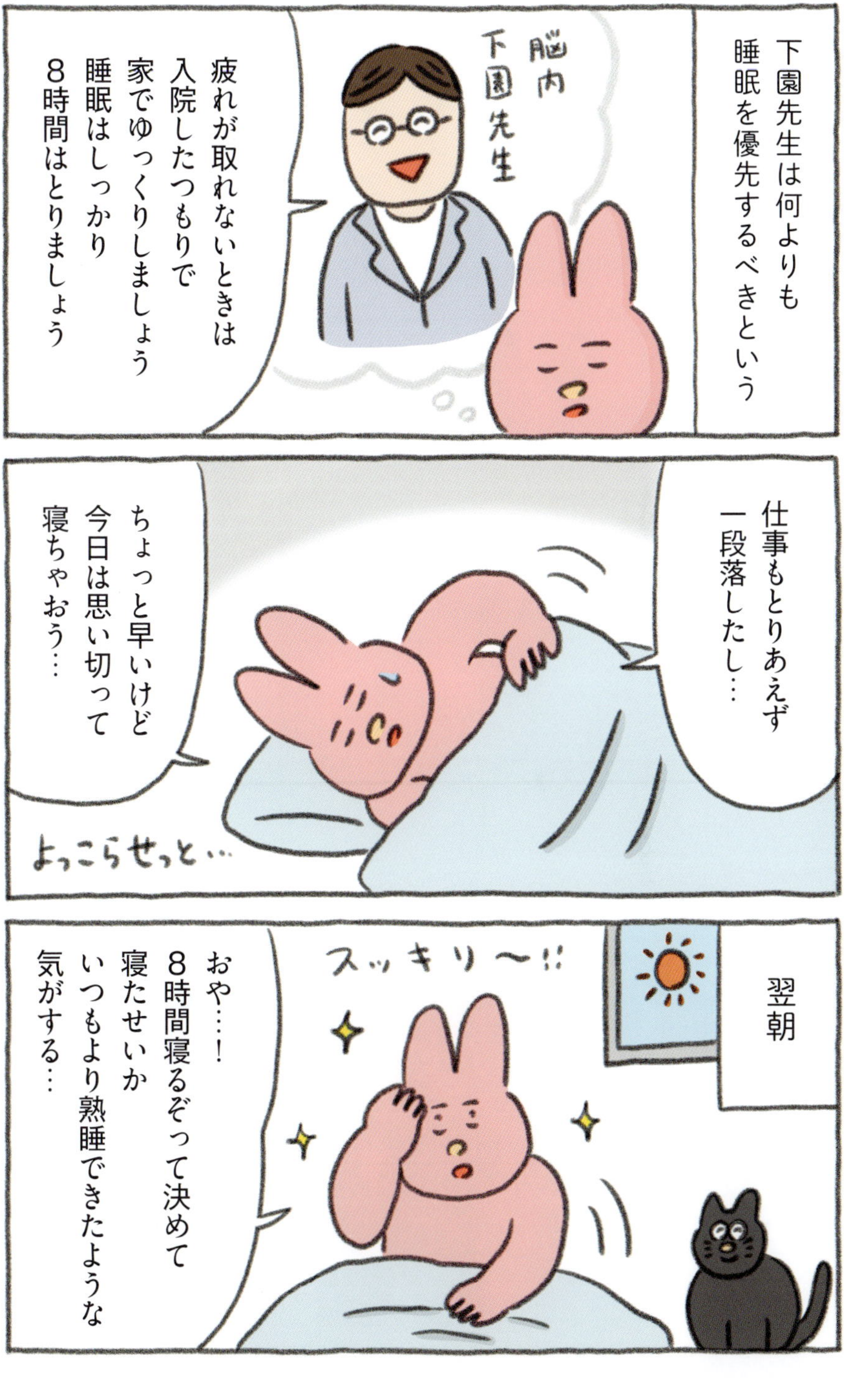
下園先生は何よりも睡眠を優先するべきという
脳内下園先生
疲れが取れないときは入院したつもりで家でゆっくりしましょう睡眠はしっかり8時間はとりましょう
仕事もとりあえず一段落したし…
ちょっと早いけど今日は思い切って寝ちゃおう…
よっこらせっと…
翌朝
スッキリ〜!!
おや…!8時間寝るぞって決めて寝たせいかいつもより熟睡できたような気がする…

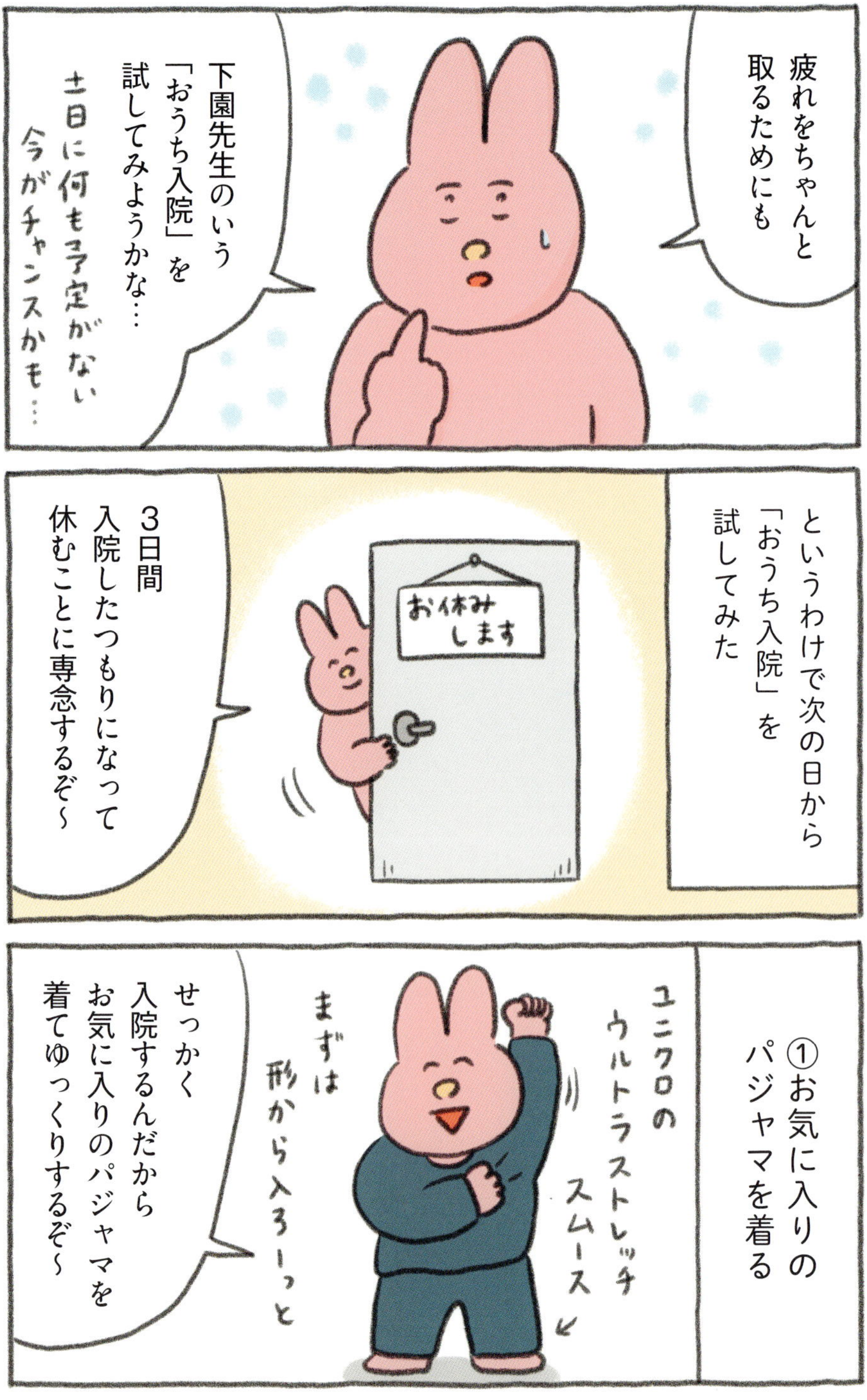
疲れをちゃんと取るためにも
下園先生のいう「おうち入院」を試してみようかな…
土日に何も予定がない今がチャンスかも…
というわけで次の日から「おうち入院」を試してみた
お休みします
3日間入院したつもりになって休むことに専念するぞ～
①お気に入りのパジャマを着る
ユニクロのウルトラストレッチスムース
まずは形から入ろーっと
せっかく入院するんだからお気に入りのパジャマを着てゆっくりするぞ～

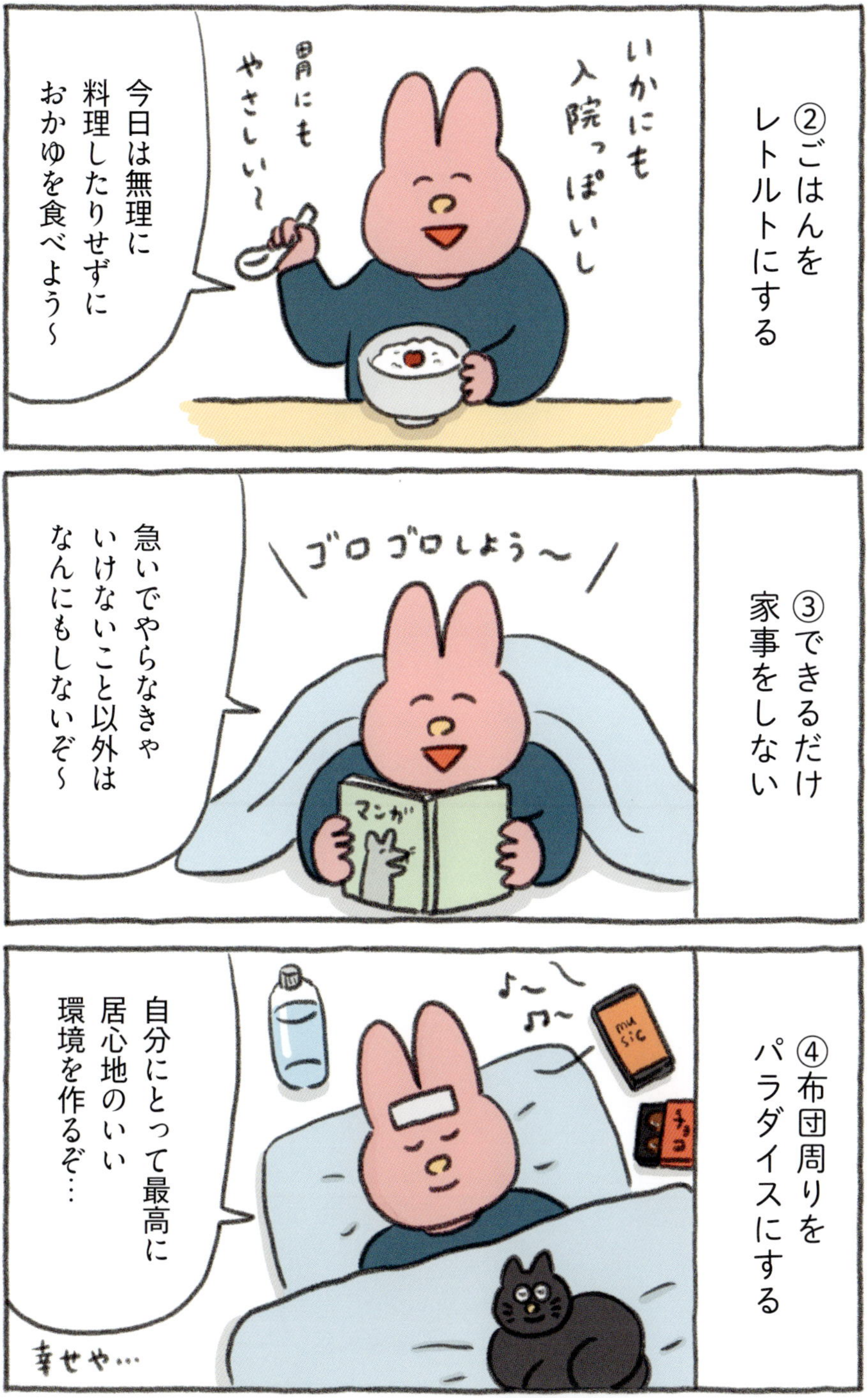
②ごはんをレトルトにする
いかにも入院っぽいし
胃にもやさしい～
今日は無理に料理したりせずにおかゆを食べよう～
③できるだけ家事をしない
ゴロゴロしよう～
マンガ
急いでやらなきゃいけないこと以外はなんにもしないぞ～
④布団周りをパラダイスにする
♪～
♫～
music
自分にとって最高に居心地のいい環境を作るぞ…
幸せや…

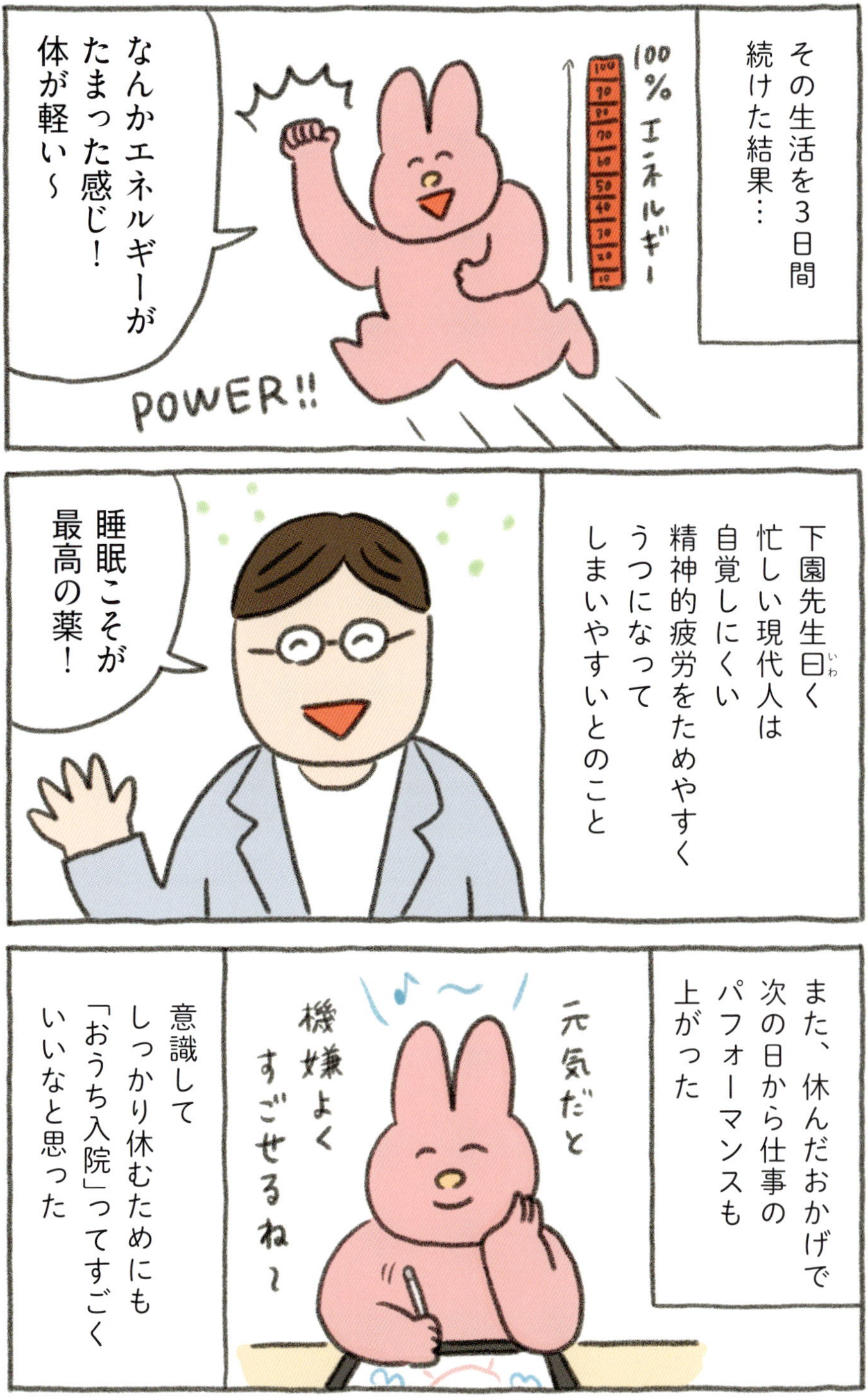
その生活を3日間続けた結果…
100% エネルギー
なんかエネルギーがたまった感じ！体が軽い～
POWER!!
下園先生曰《いわ》く忙しい現代人は自覚しにくい精神的疲労をためやすくうつになってしまいやすいとのこと
睡眠こそが最高の薬！
また、休んだおかげで次の日から仕事のパフォーマンスも上がった
元気だと機嫌よくすごせるね～
意識してしっかり休むためにも「おうち入院」ってすごくいいなと思った

# 睡眠こそ最高の薬！
# 「おうち入院」してみた

おすすめ度 ★★★ ／ かかった費用 約800円（おかゆなどの3日間の飲食代）

## たまりにたまった疲れに。自宅でできる究極の休息法

休んだはずなのに、なぜか体が疲れている。ちゃんと休めているのか不安になる。そもそも、どうやって休めばいいのかわからない。いつも余裕がなくて、慌ただしい今の時代、そんな悩みを抱えている人はきっと多いのではないかと思います。

今回お話を伺った下園先生は、蓄積してしまった疲労には、入院したつもりになって、家でゆっくり休むのがいいという「おうち入院」を提案しているメンタルトレーナーです。

下園先生曰く、大切なのはあくまで「自分の心」が軽くなることをして休むこと。真面目な人ほど「休むためには〇〇しなきゃいけない」「〇〇しちゃいけない」と義務的に考えてしまい、それがかえってストレスになってしまうこともあるのだと教えてくれました。

とにかく「おうち入院」を実践するときは、何かをするというよりも、しっかり睡眠をとるのが先決。睡眠時間は8時間確保できるといいそうです。そのうえで自分の好きなこと、素直に楽しいと感じることを取り入れながら、ゆっくり休んでほしいなと思っています。

### 睡眠トラブルがパフォーマンス低下の原因かも！

自分本来の能力を発揮できないことで焦り、不安が募ると、ますます眠れなくなり、悪循環に陥りやすくなります。休むことを「サボっている」と後ろめたく感じる人もいますが、「おうち入院」は、むしろ自己肯定感を高める絶好のチャンス。しっかりと休むことで、自分の健康や心の状態に向き合えるよい機会となるでしょう。

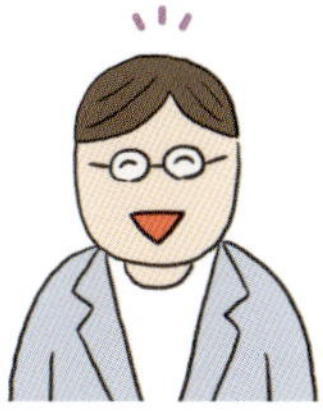

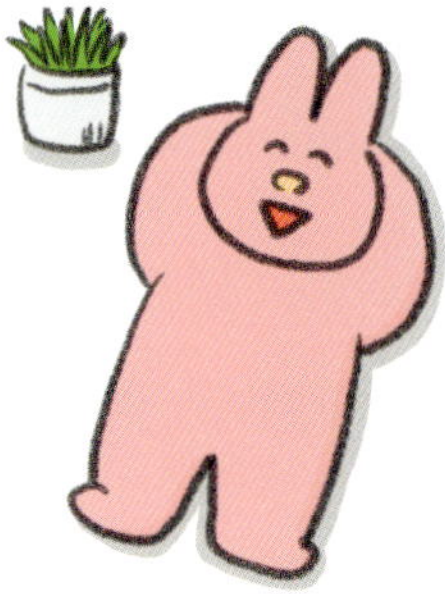

# 人間だって光合成したい！ベランダ日光浴してみた

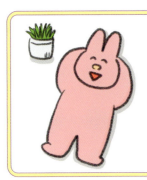

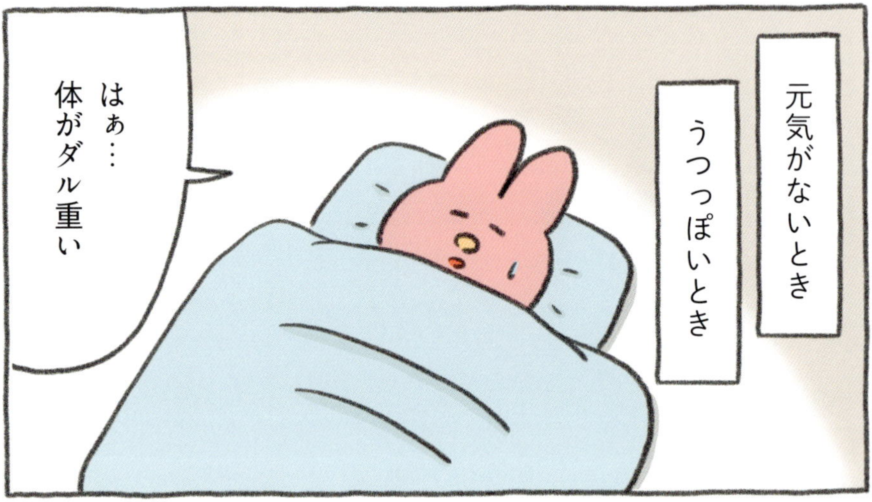

元気がないとき
うつっぽいとき
はぁ…体がダル重い


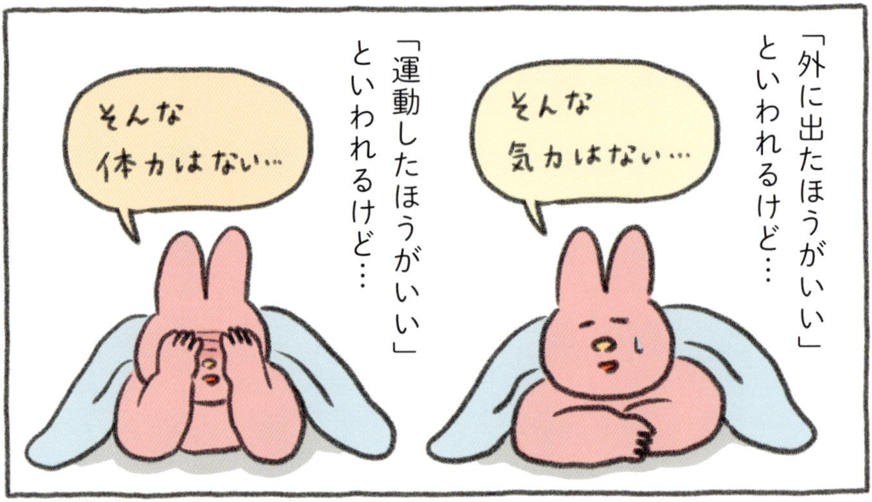

「外に出たほうがいい」といわれるけど…
そんな気力はない…
「運動したほうがいい」といわれるけど…
そんな体力はない…

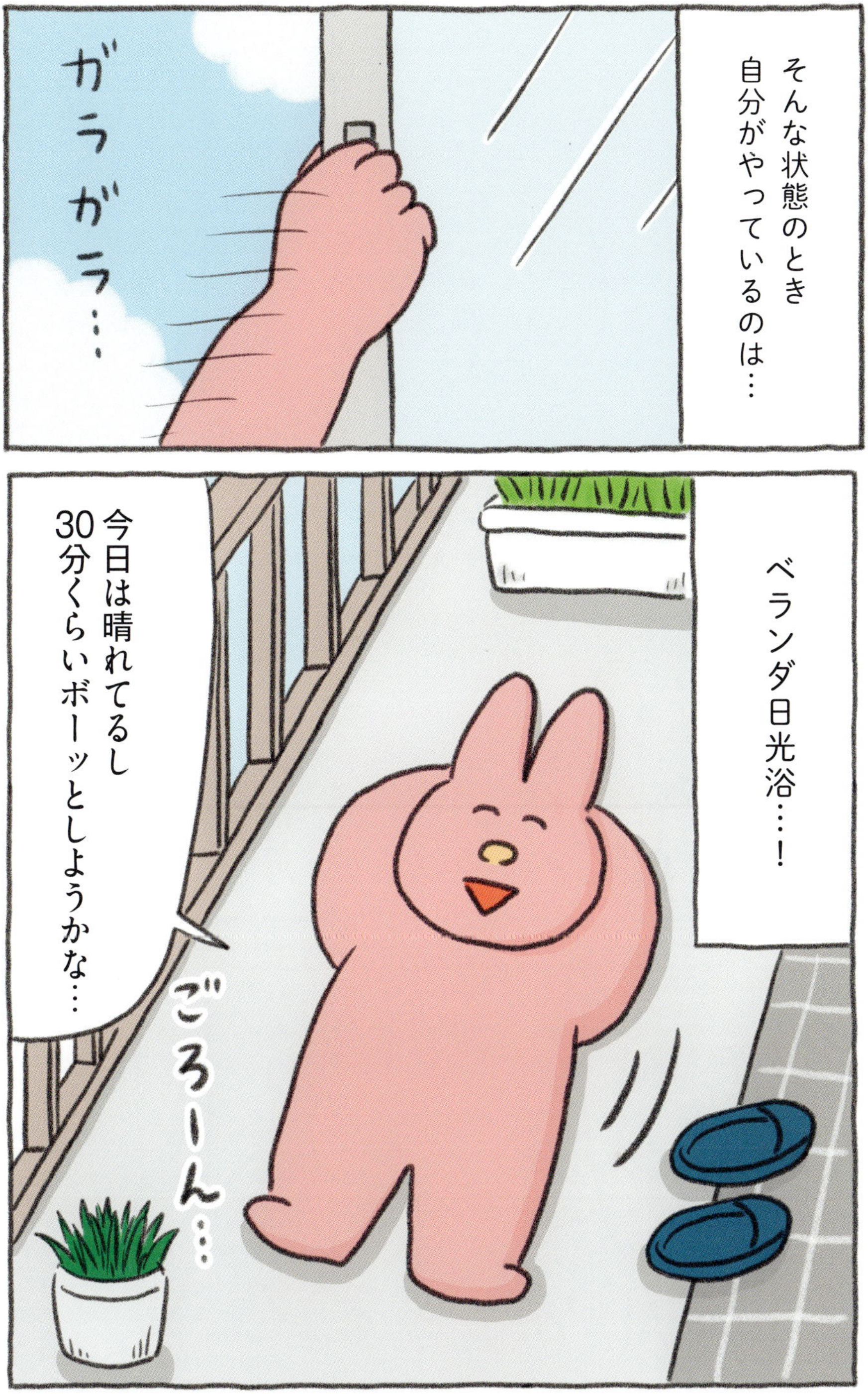
そんな状態のとき
自分がやっているのは…
ガラガラ…
ベランダ日光浴…！
今日は晴れてるし
30分くらいボーッとしようかな…
ごろーん…

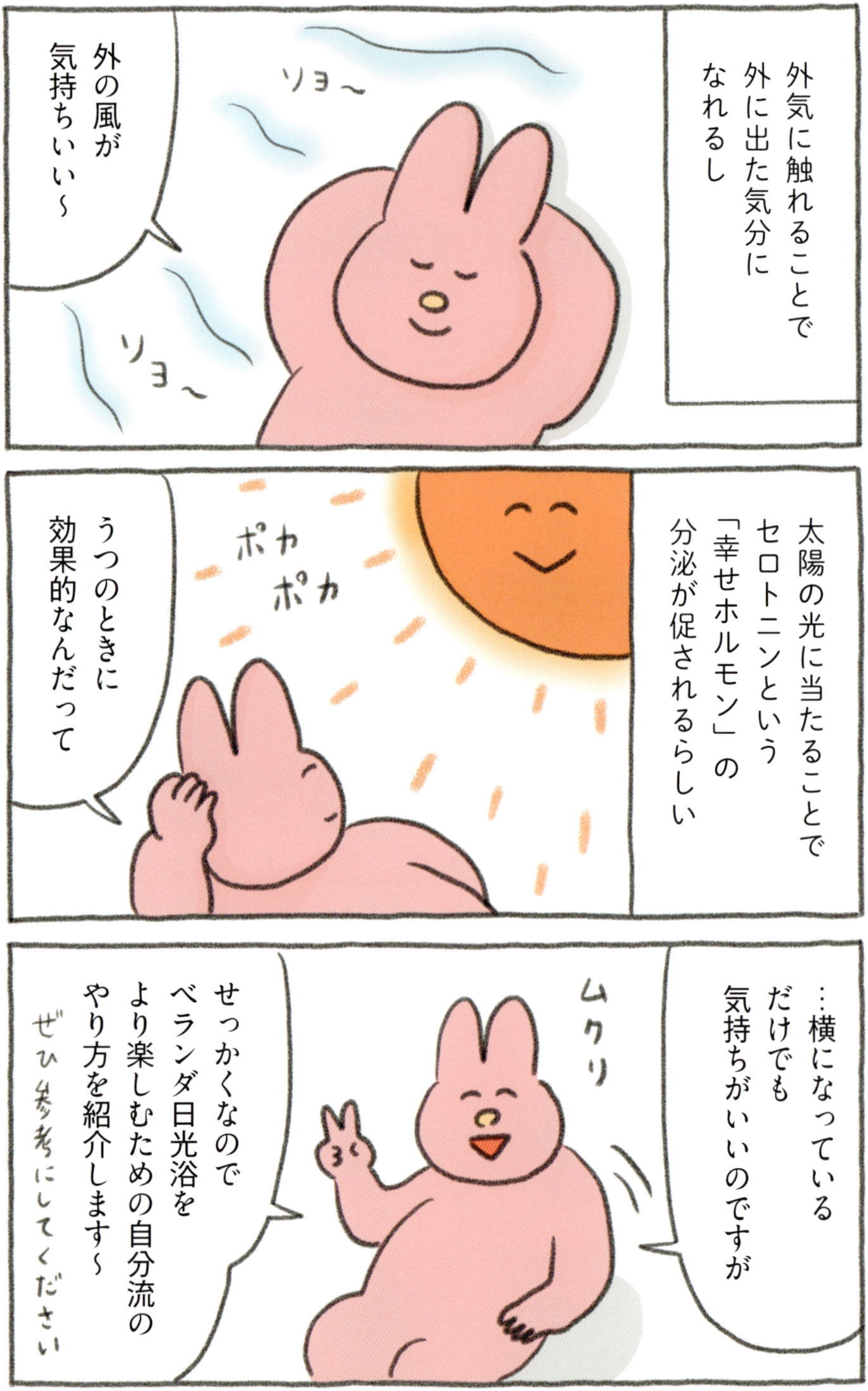
外気に触れることで外に出た気分になれるし
ソヨ〜
ソヨ〜
外の風が気持ちいい〜
太陽の光に当たることでセロトニンという「幸せホルモン」の分泌が促されるらしい
ポカポカ
うつのときに効果的なんだって
…横になっているだけでも気持ちがいいのですが
ムクリ
せっかくなのでベランダ日光浴をより楽しむための自分流のやり方を紹介します〜
ぜひ参考にしてください

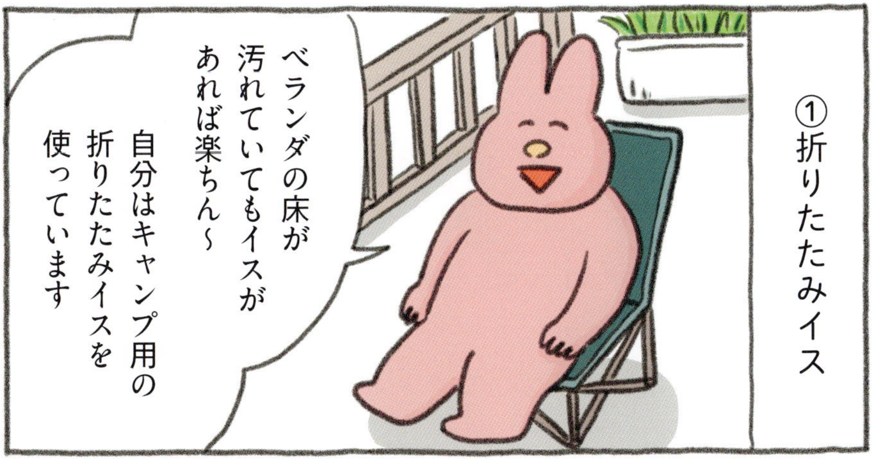
①折りたたみイス
ベランダの床が
汚れていてもイスが
あれば楽ちん～
自分はキャンプ用の
折りたたみイスを
使っています

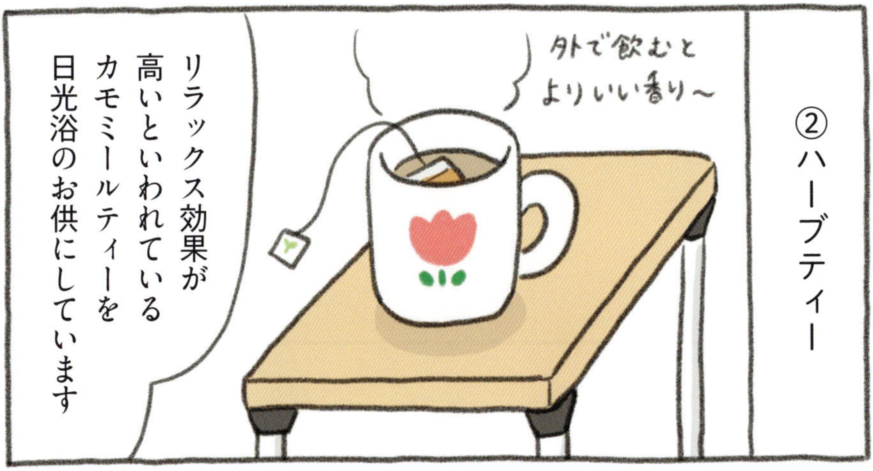
②ハーブティー
外で飲むと
よりいい香り～
リラックス効果が
高いといわれている
カモミールティーを
日光浴のお供にしています

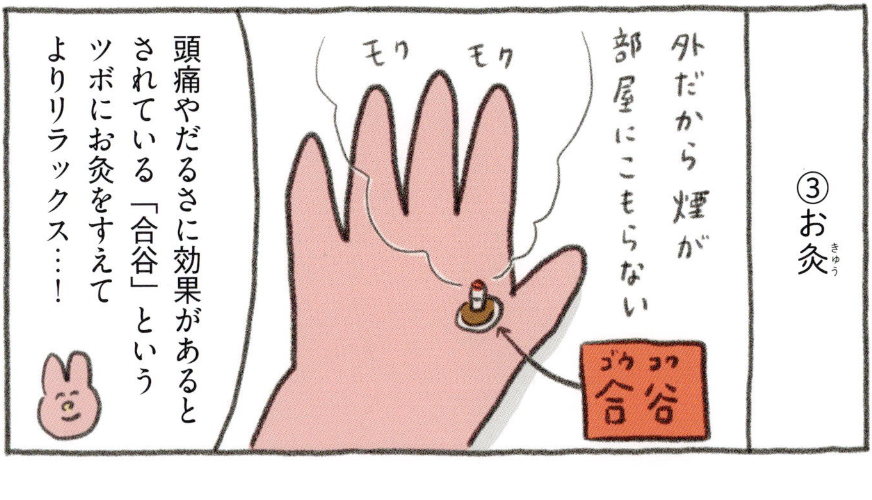
③お灸《きゅう》
外だから煙が
部屋にこもらない
モク
モク
合谷《ゴウコク》
頭痛やだるさに効果があると
されている「合谷」という
ツボにお灸をすえて
よりリラックス…！

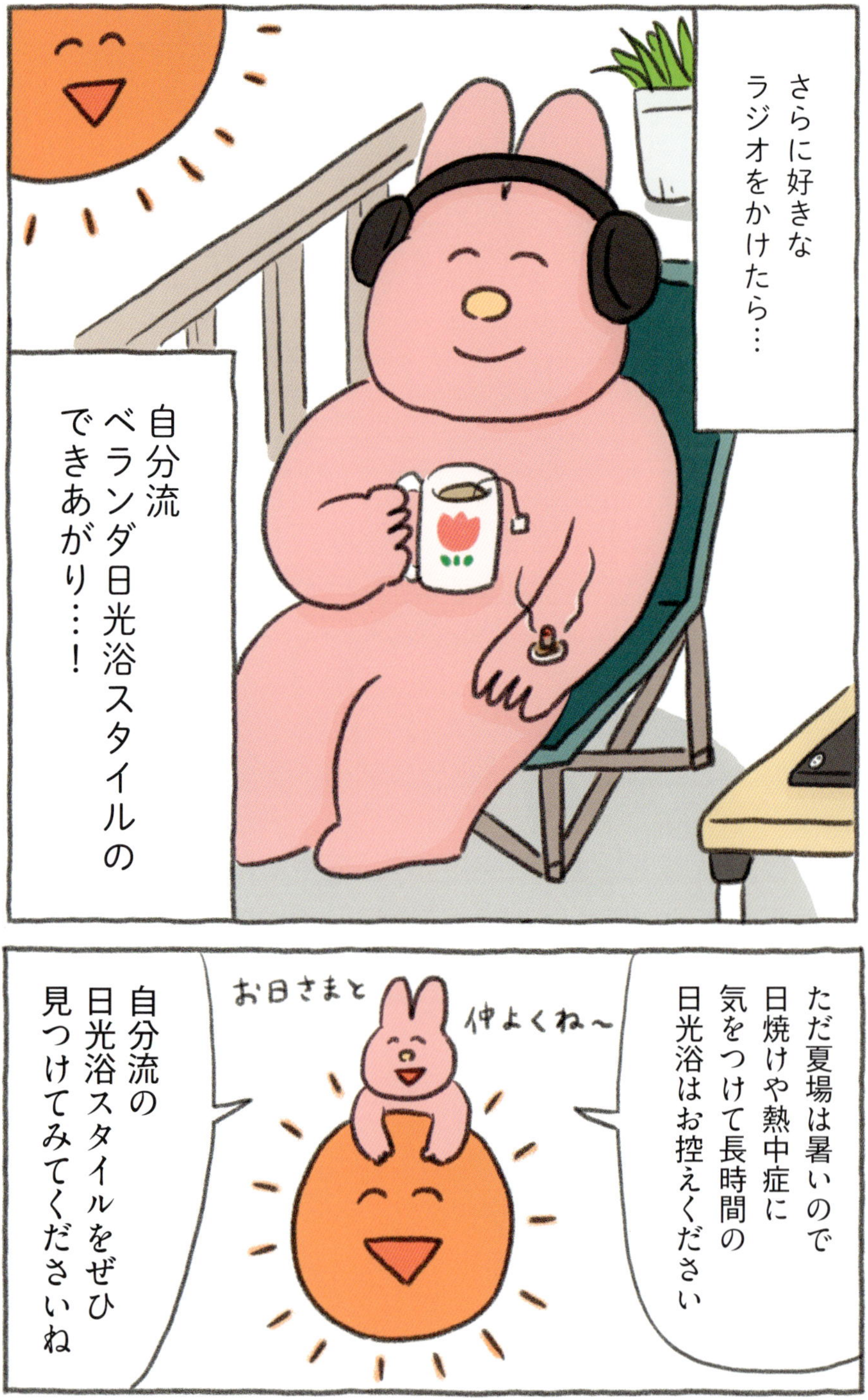
さらに好きな
ラジオをかけたら…
自分流
ベランダ日光浴スタイルの
できあがり…！
ただ夏場は暑いので
日焼けや熱中症に
気をつけて長時間の
日光浴はお控えください
お日さまと
仲よくね〜
自分流の
日光浴スタイルをぜひ
見つけてみてくださいね

# 人間だって光合成したい！ベランダ日光浴してみた

おすすめ度 ★★★ ／ かかった費用 約100円（ハーブティー、お灸など）

## 引きこもり生活でも外出気分！ベランダ日光浴の魅力

ベランダ日光浴は、自分のSNSでもたびたびイラストで発信しているリラックス方法です。心からおすすめしたいと思ったので、本書ではくわしく紹介しました。

自分はほとんど引きこもりの生活をしているので、真夏や真冬といった、ベランダに出ること自体が厳しい季節以外は、基本的にベランダで日光浴をして、ほんのり外出した気分を味わっています。

うちには猫が3匹いるのですが、自分がベランダでボーッとしていると、猫も一緒に出てきます。のんびりしている自分の側でゴロゴロとくつろいでくれるのはとても嬉しい時間です。

ベランダがない場合でも、家の中で陽の当たる窓などを見つけたら、そこで体を温めるようにしてゆっくりしてみるのもおすすめです。

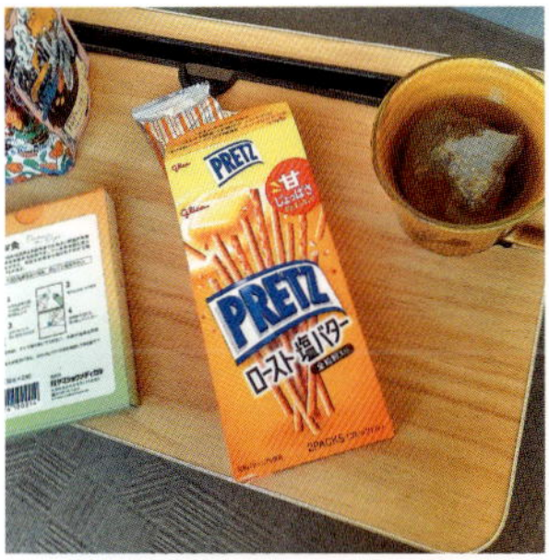


ベランダ日光浴のお供。お気に入りのマグカップでハーブティーを飲む時間が好き。

### リラックスできる場所で、本来の自分を取り戻す

ベランダ日光浴のような「慣れた場所で過ごす時間」は、メンタルケアにとても有効です。人は、安心できる場所ではリラックスし、心が安定しやすくなります。景色を眺めることで、心の緊張を解き、視野を広げる効果もあります。外に出られないときでも、家の中で安心感を得られる場所を見つけ、のんびり過ごすことが、心のリフレッシュにつながるでしょう。

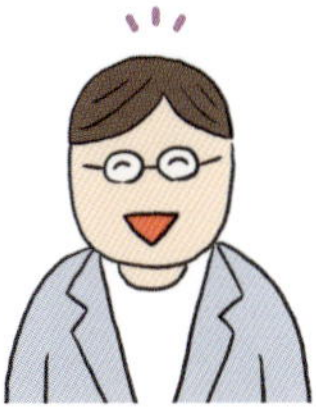

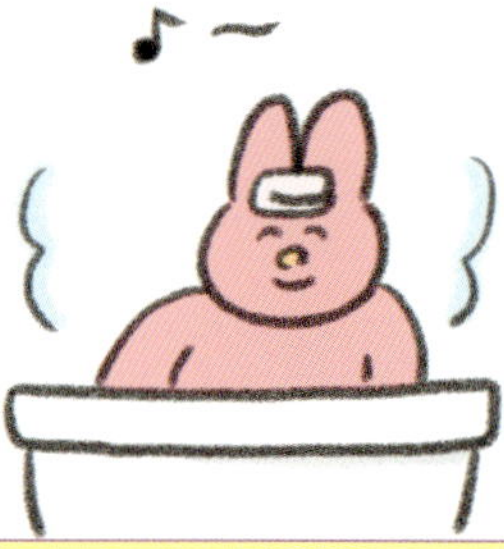

# キラキラ入浴剤でお風呂を宇宙にしてみた

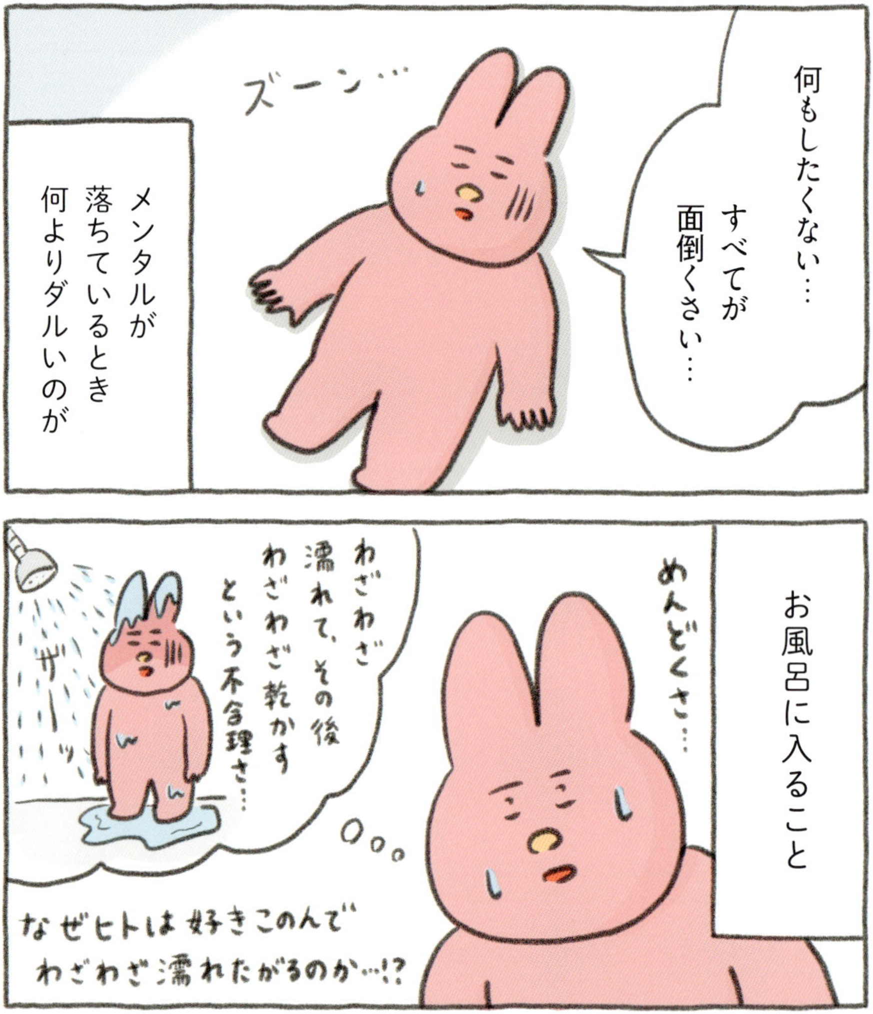

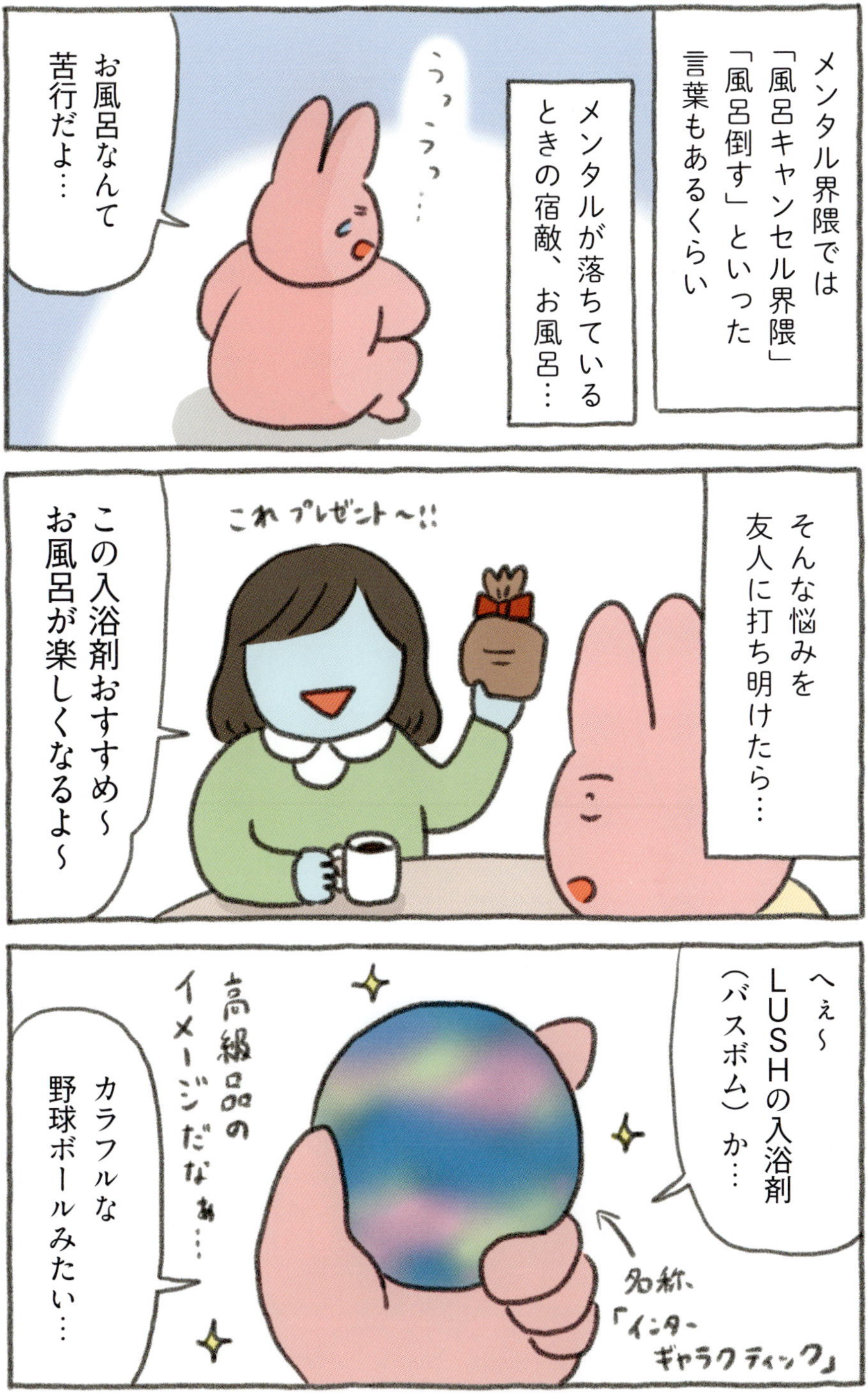

メンタル界隈では
「風呂キャンセル界隈」
「風呂倒す」といった
言葉もあるくらい
メンタルが落ちている
ときの宿敵、お風呂…
うっうっ…
お風呂なんて
苦行だよ…
そんな悩みを
友人に打ち明けたら…
これプレゼント～!!
この入浴剤おすすめ～
お風呂が楽しくなるよ～
へぇ～
LUSHの入浴剤
(バスボム)か…
名称
「インターギャラクティック」
高級品のイメージだなぁ…
カラフルな
野球ボールみたい…

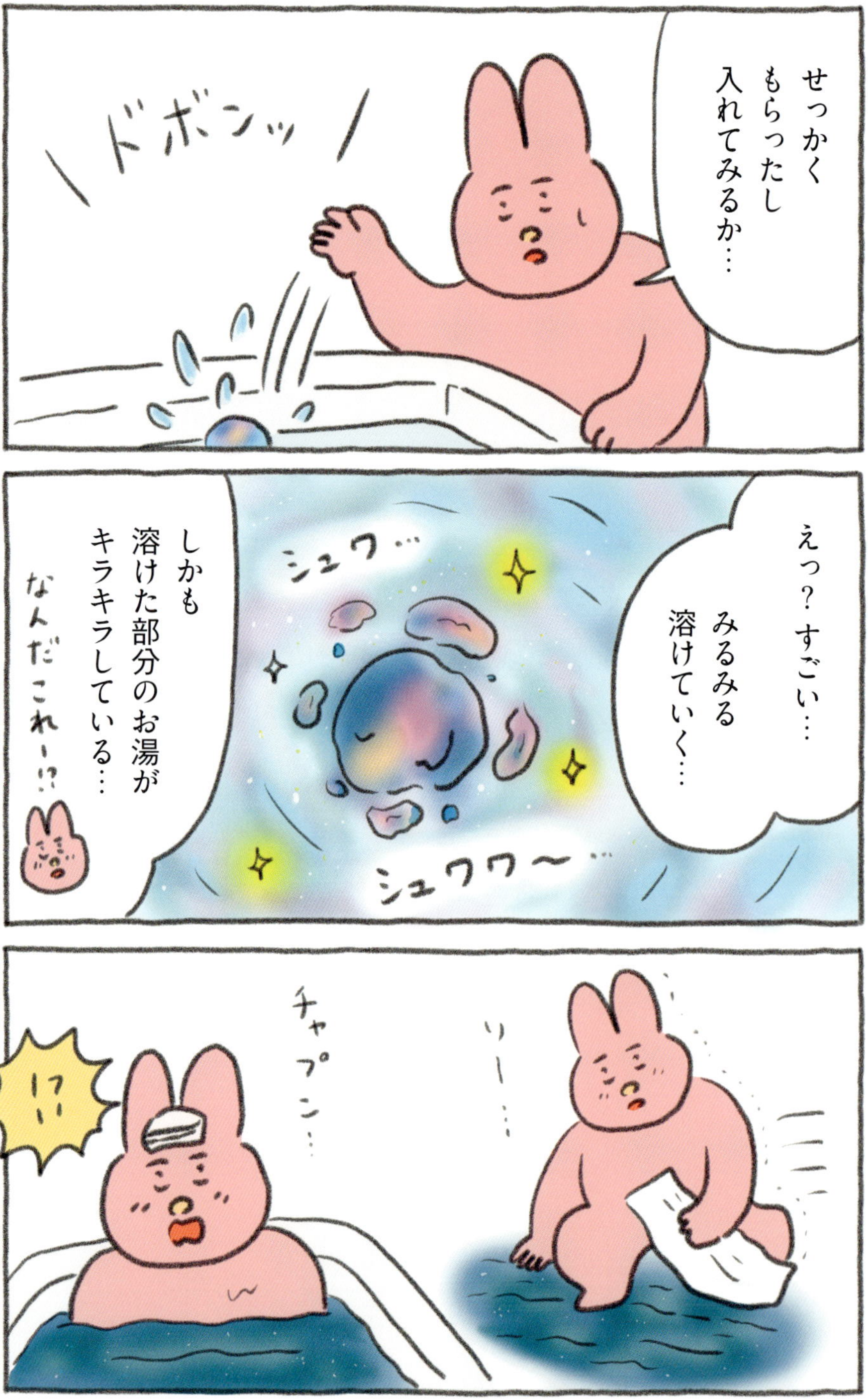

せっかく
もらったし
入れてみるか…
ドボンッ
えっ？すごい…
みるみる
溶けていく…
シュワ…
シュワワ〜…
しかも
溶けた部分のお湯が
キラキラしている…
なんだこれー!?
りー…
チャプン…
!?

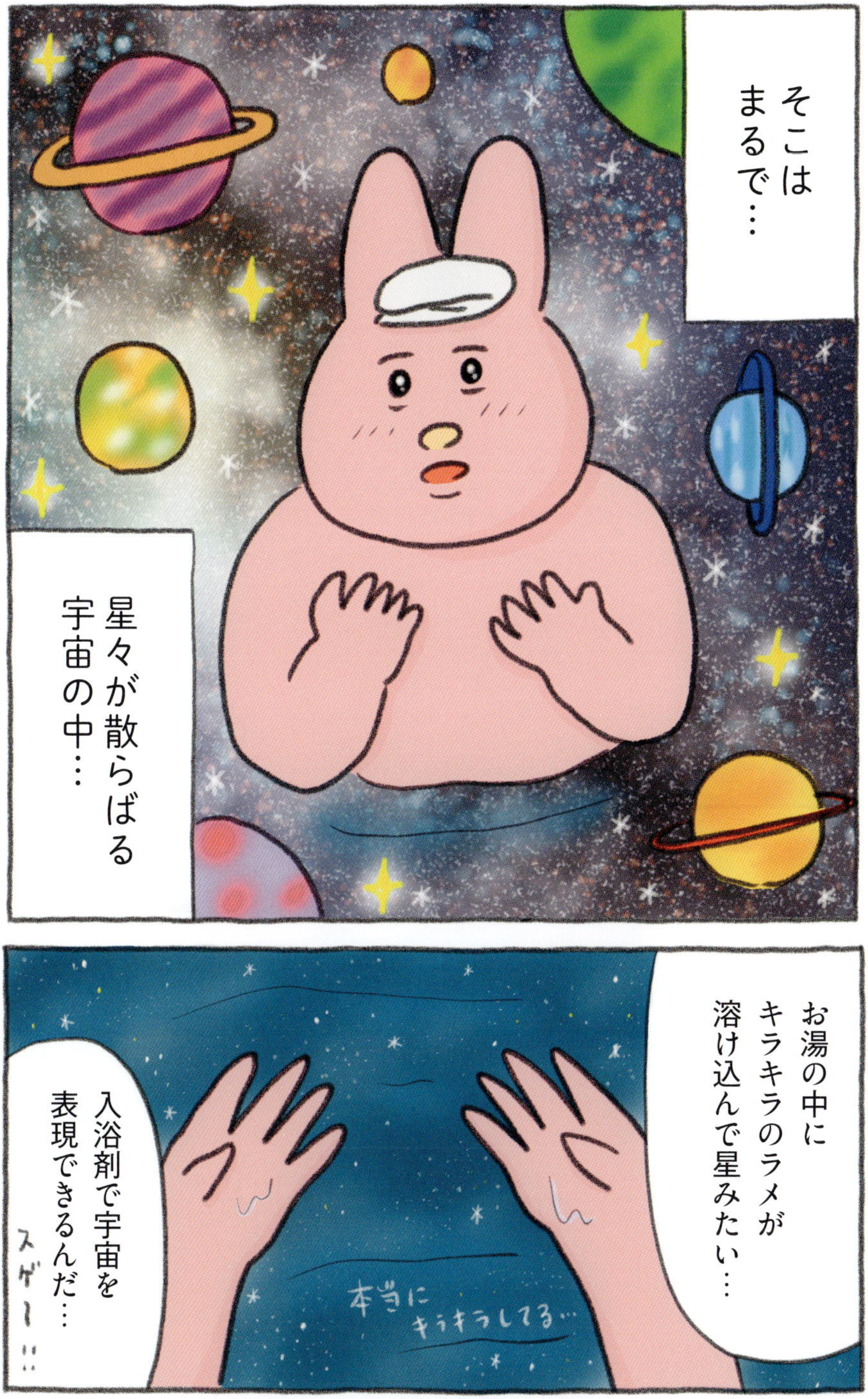
そこはまるで…
星々が散らばる宇宙の中…
お湯の中にキラキラのラメが溶け込んで星みたい…
本当にキラキラしてる…
入浴剤で宇宙を表現できるんだ…
スゲ〜!!

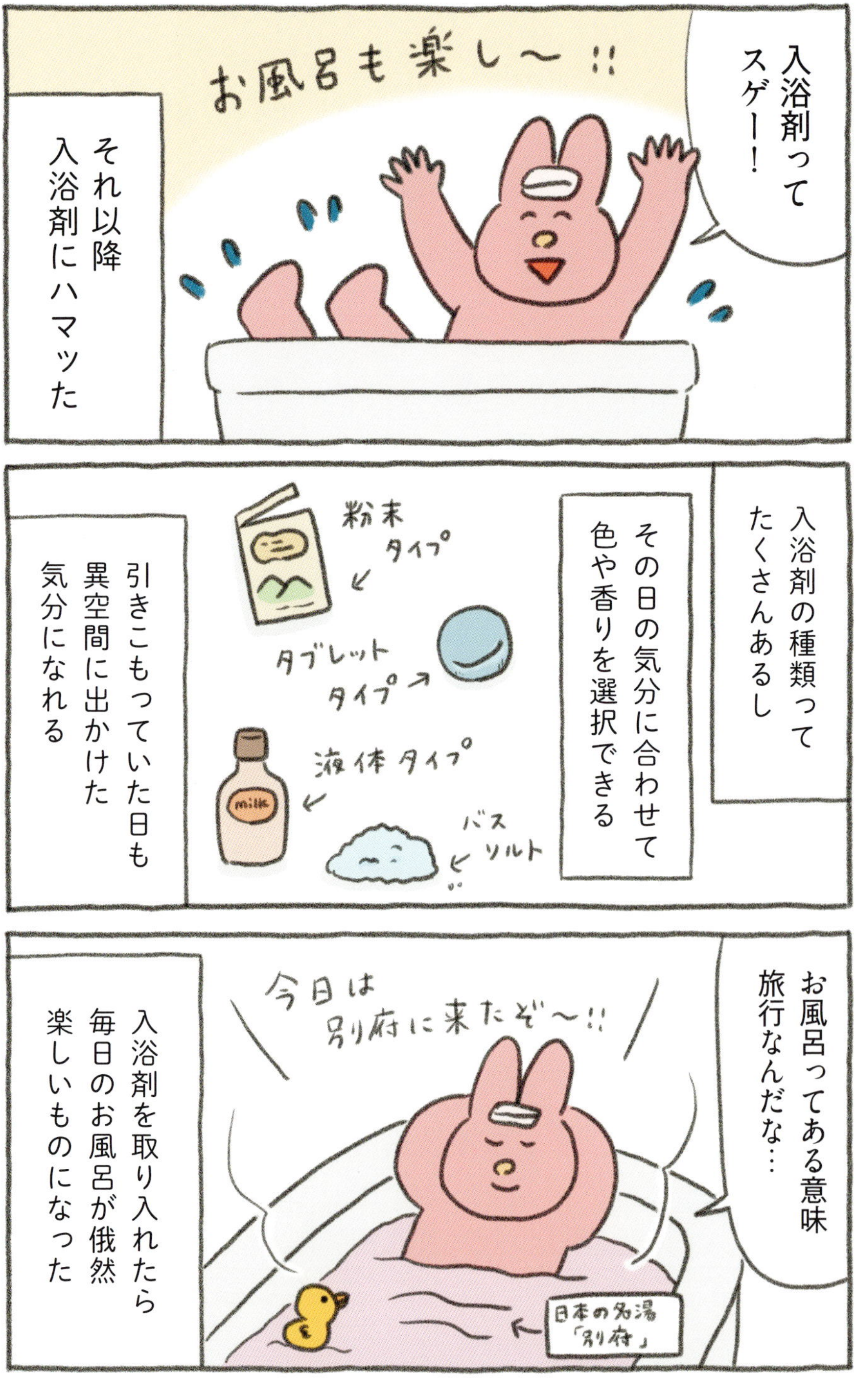
入浴剤って
スゲー！
お風呂も楽し〜!!
それ以降
入浴剤にハマッた
入浴剤の種類って
たくさんあるし
その日の気分に合わせて
色や香りを選択できる
粉末タイプ
タブレットタイプ
液体タイプ
milk
バスソルト
引きこもっていた日も
異空間に出かけた
気分になれる
お風呂ってある意味
旅行なんだな…
今日は
別府に来たぞ〜!!
日本の名湯
「別府」
入浴剤を取り入れたら
毎日のお風呂が俄然
楽しいものになった

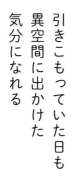

# キラキラ入浴剤でお風呂を宇宙にしてみた

おすすめ度 ★★★ ／ かかった費用 990円（プレゼントなので実質0円）

## お気に入りの入浴剤で極上のお風呂タイムを楽しもう！

せっかくなので、ここではいつも使っているお気に入りの入浴剤を紹介したいと思います。

いちばん好きな入浴剤は、人気ランキングでも上位に入ることが多い、クナイプの「スパークリングタブレット」。さわやかな天然ハーブの香りで癒やされることはもちろん、タブレットが溶けたあとのお湯の色が南国の海のような透き通った鮮やかなブルーで、それはそれは美しい……。幸福感と贅沢を一気に味わえる入浴剤です。

肌の乾燥が気になるときは、フローラルな香りでうっとりできる、液体タイプの「ウルモア」。ふだん使いには、手ごろなお値段の「日本の名湯」など、その日の気分で使い分けています。入浴剤を使うようになってから、面倒だったお風呂がむしろ大好きになりました。

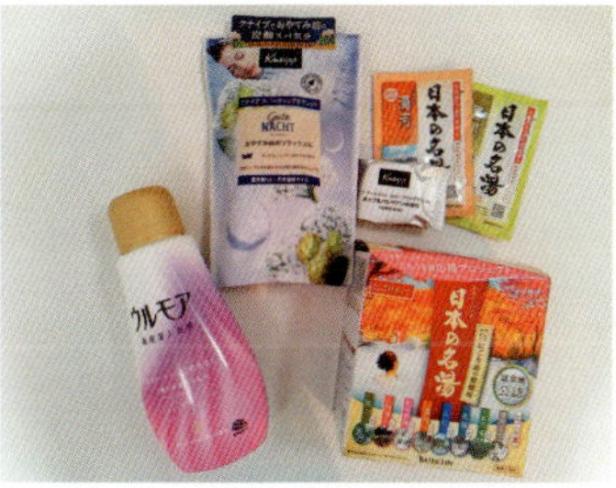

（写真右から）日本の名湯（バスクリン）、スパークリングタブレット（クナイプジャパン）、ウルモア（アース製薬）。

### なぜ入浴はエネルギーを消耗するのか？

入浴はリラックスできる一方で、エネルギーを消耗します。理由は体を動かす、衣服を脱ぐ、体を洗うなど、複数の動作が必要だからです。さらに、全裸という無防備な状態になるため、心理的にもエネルギーを使います。入浴は気持ちをリセットするよい手段ですが、エネルギーが足りないときは、短い時間でも、シャワーだけでも十分。自分の体調に合わせて無理せずに。

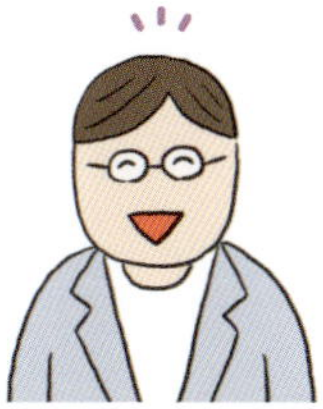

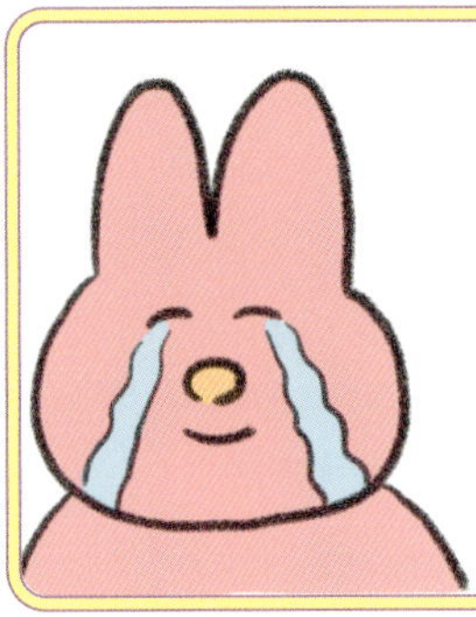

# ワケもなく悲しくて「涙活《るいかつ》」にどっぷり浸ってみた

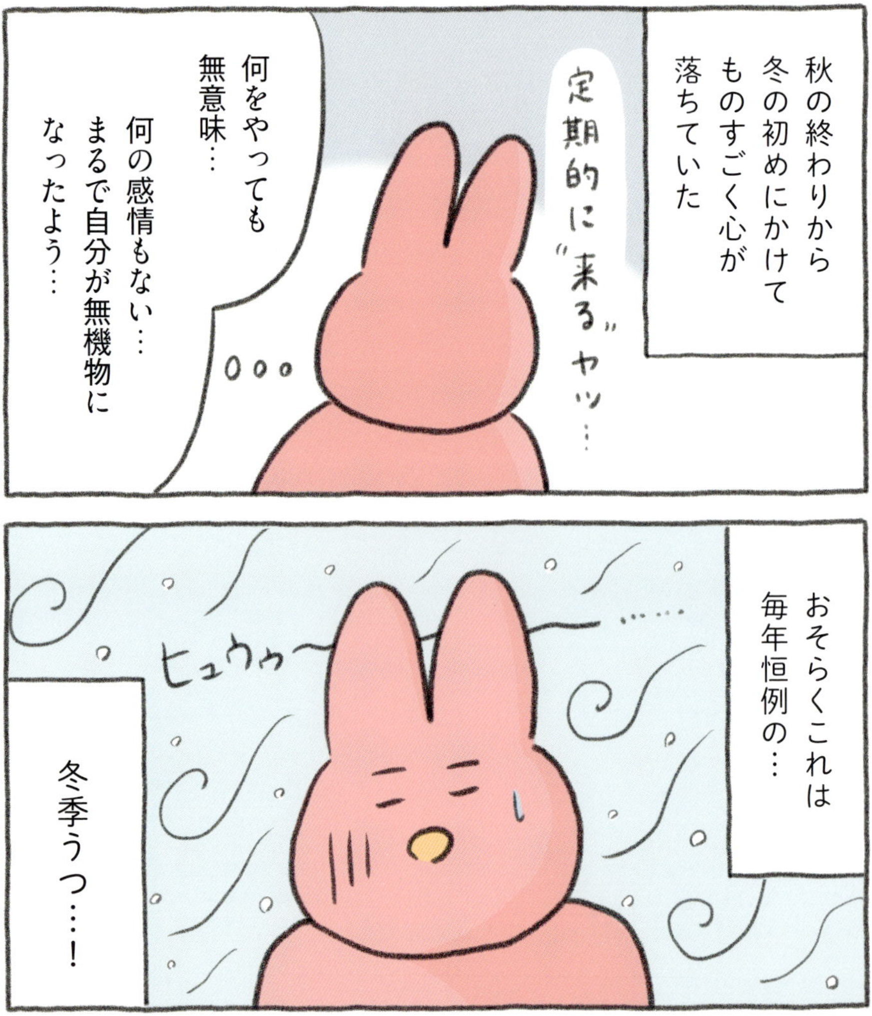

秋の終わりから冬の初めにかけてものすごく心が落ちていた
定期的に"来る"ヤツ…
何をやっても無意味…
何の感情もない…まるで自分が無機物になったよう…
おそらくこれは毎年恒例の…
ヒュウゥ〜〜……
冬季うつ…!

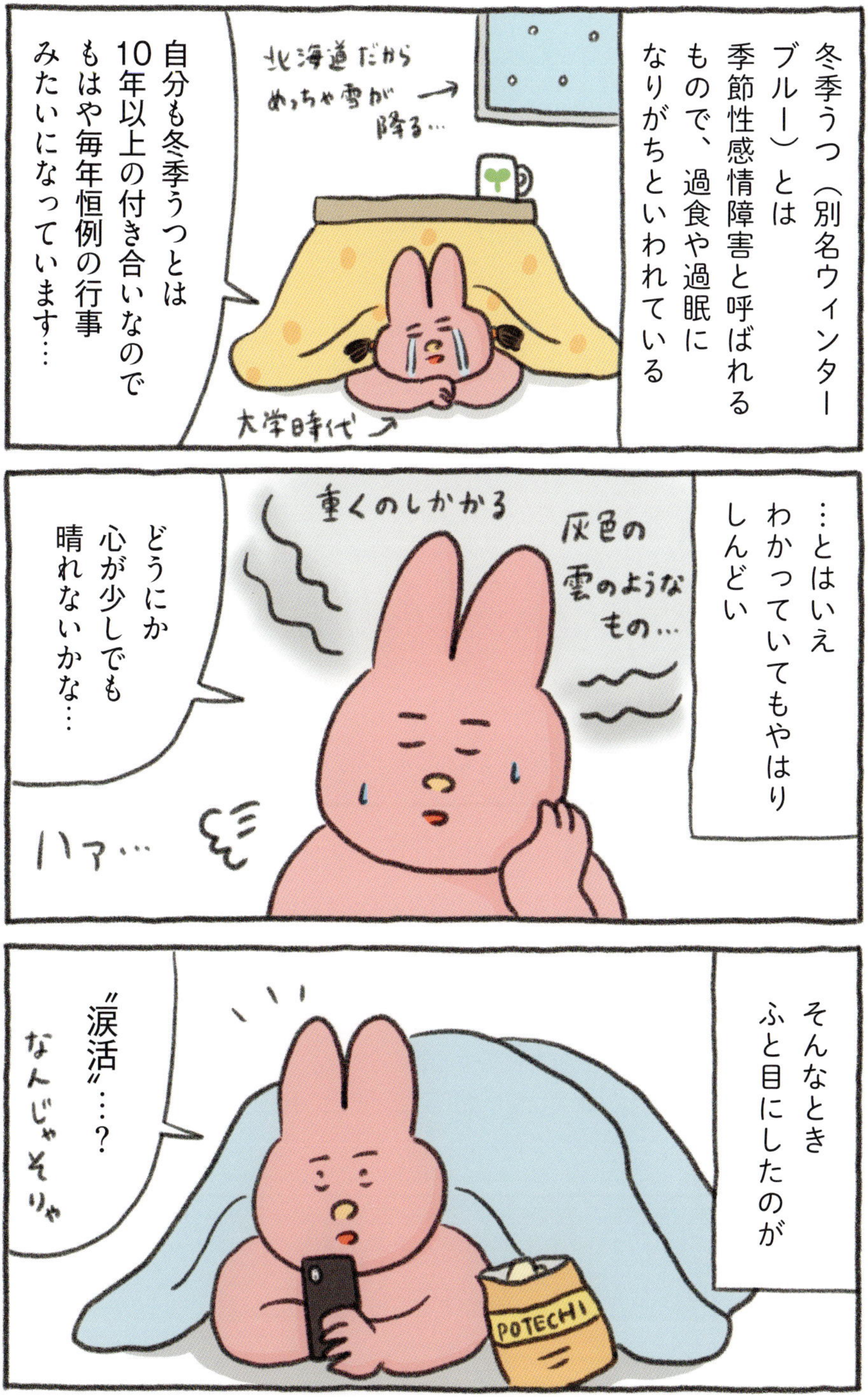

冬季うつ（別名ウィンターブルー）とは季節性感情障害と呼ばれるもので、過食や過眠になりがちといわれている
北海道だからめっちゃ雪が降る…
大学時代
自分も冬季うつとは10年以上の付き合いなのでもはや毎年恒例の行事みたいになっています…
…とはいえわかっていてもやはりしんどい
重くのしかかる
灰色の雲のようなもの…
どうにか心が少しでも晴れないかな…
ハァ…
そんなときふと目にしたのが
〝涙活〟…？
なんじゃそりゃ
POTECHI

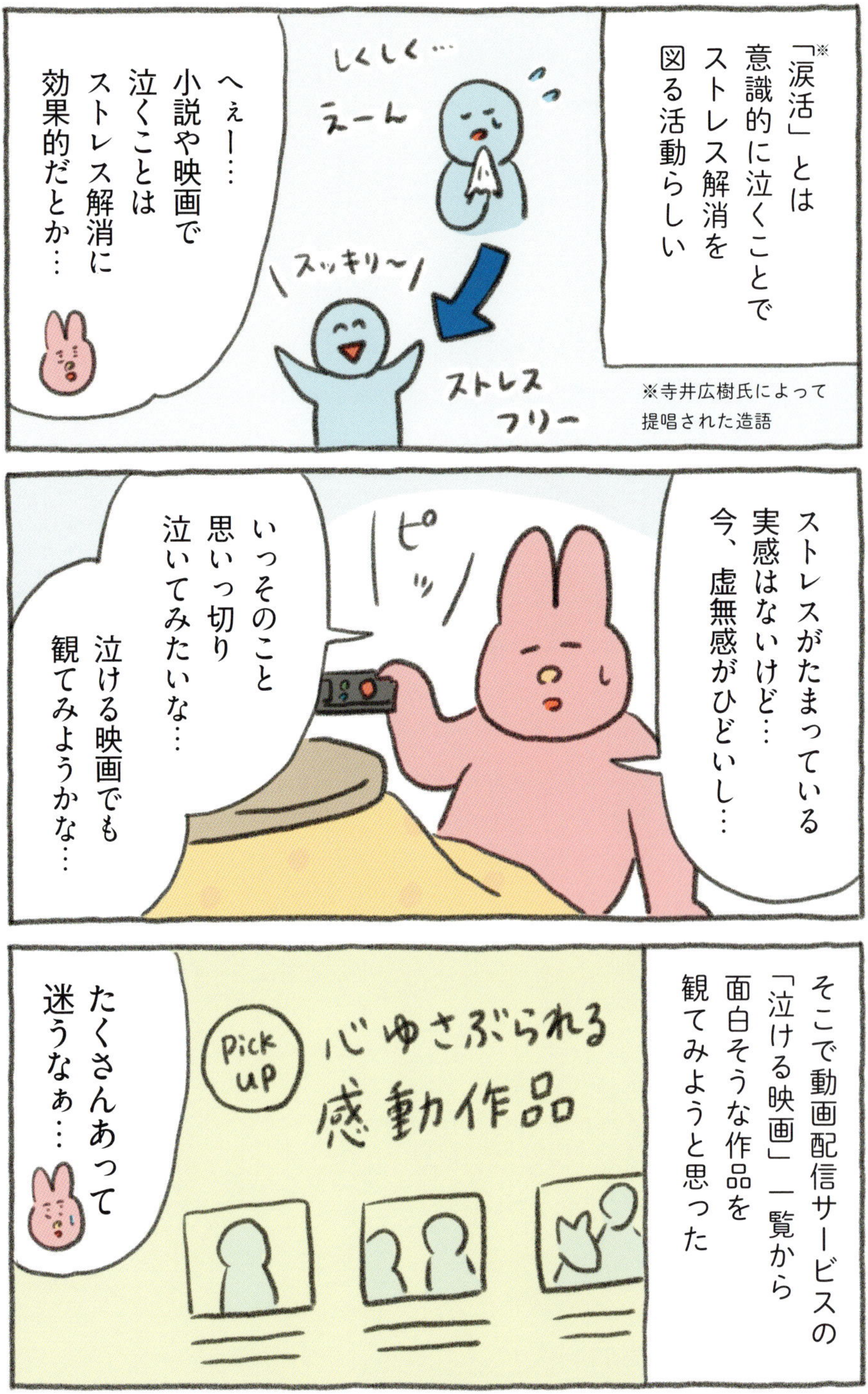

「涙活」※とは意識的に泣くことでストレス解消を図る活動らしい
しくしく…
えーん
スッキリ〜
ストレスフリー
※寺井広樹氏によって提唱された造語
へぇー…小説や映画で泣くことはストレス解消に効果的だとか…
ストレスがたまっている実感はないけど…今、虚無感がひどいし…
ピッ
いっそのこと思いっ切り泣いてみたいな…
泣ける映画でも観てみようかな…
そこで動画配信サービスの「泣ける映画」一覧から面白そうな作品を観てみようと思った
pick up
心ゆさぶられる感動作品
たくさんあって迷うなぁ…

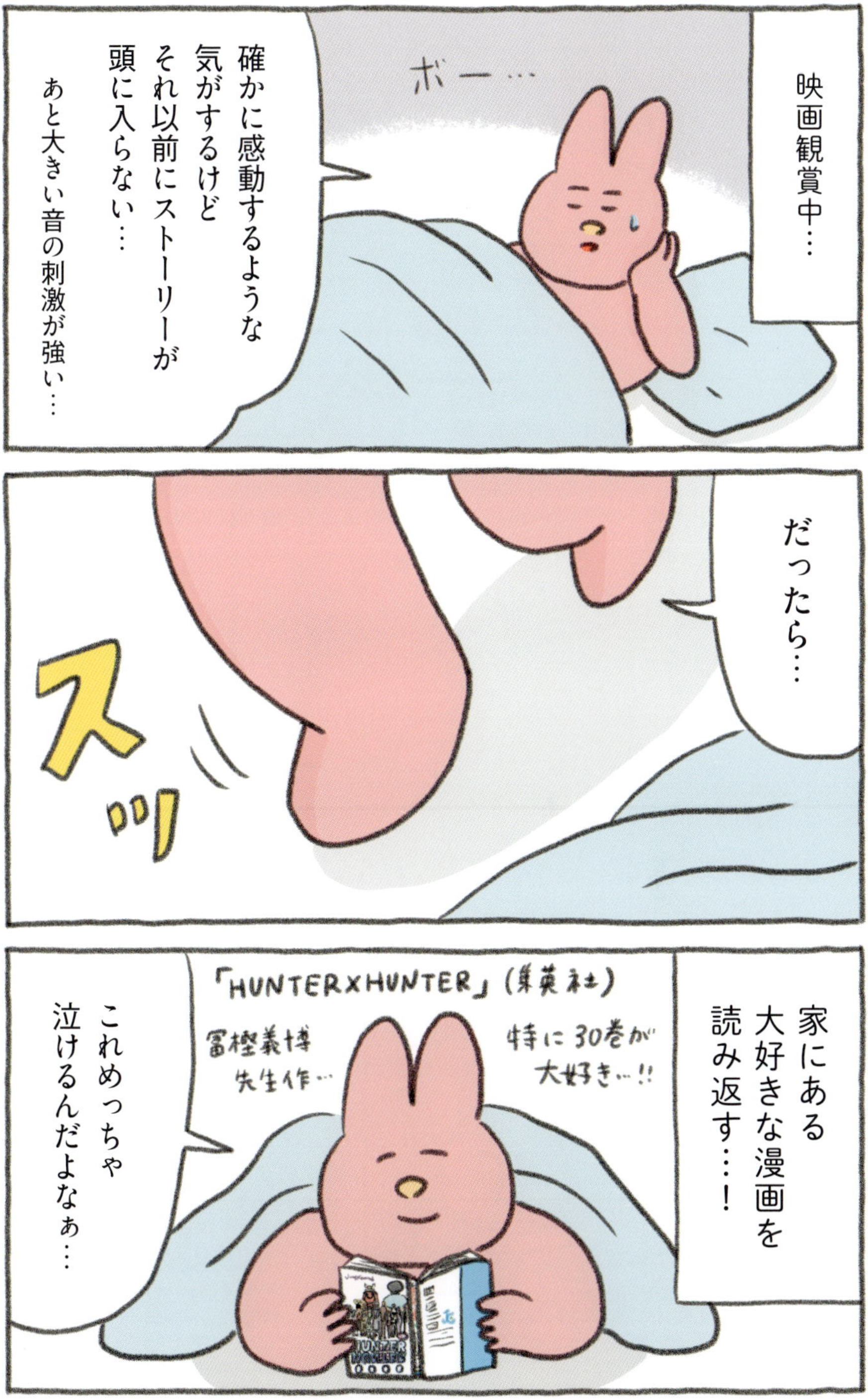
映画観賞中…
ボー…
確かに感動するような
気がするけど
それ以前にストーリーが
頭に入らない…
あと大きい音の刺激が強い…
だったら…
スッ
家にある
大好きな漫画を
読み返す…！
「HUNTER×HUNTER」(集英社)
特に30巻が大好き…!!
冨樫義博先生作…
これめっちゃ
泣けるんだよなぁ…

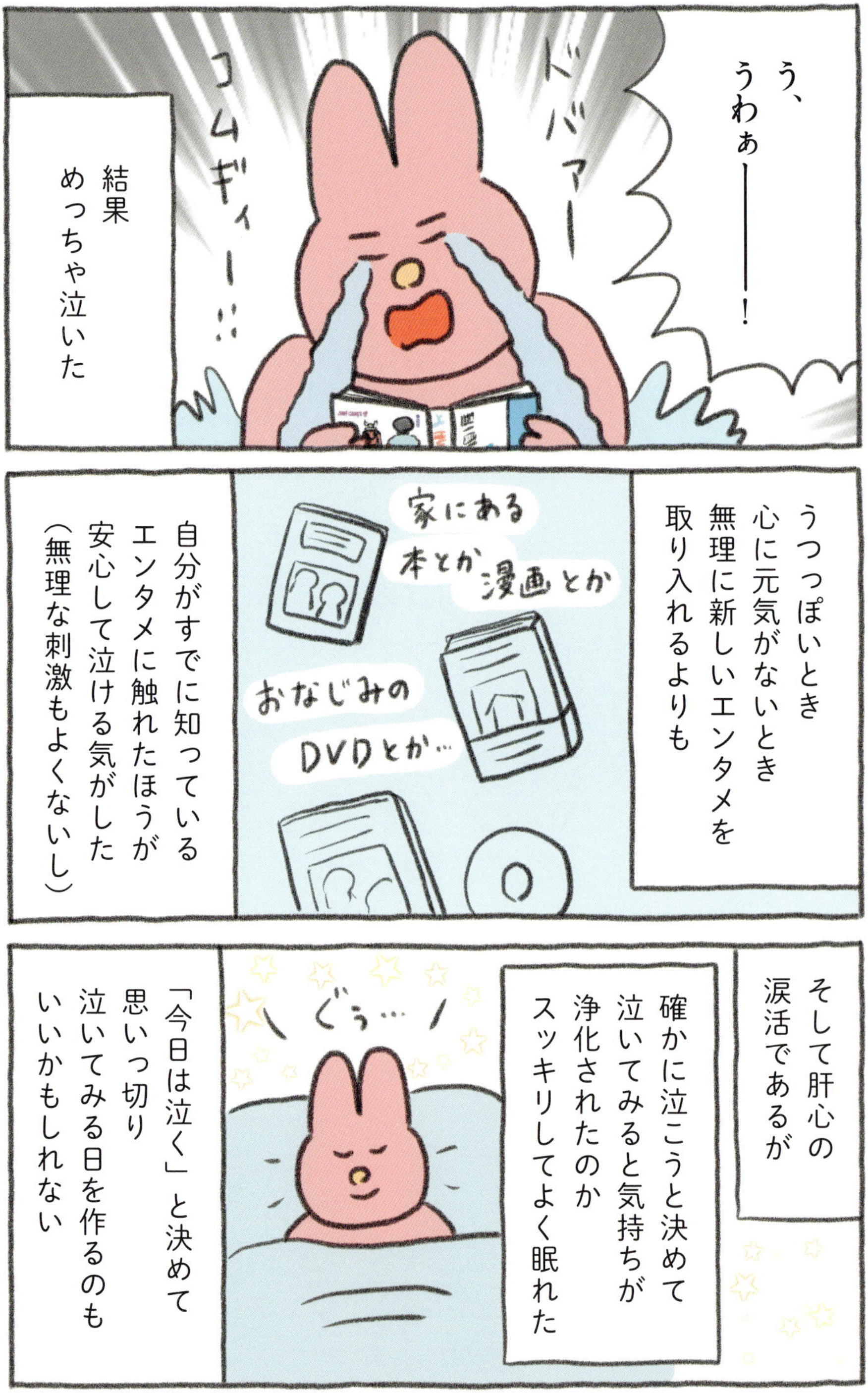

う、うわぁ――――！
ドバァー
コムギィー!!
結果めっちゃ泣いた
うつっぽいとき心に元気がないとき無理に新しいエンタメを取り入れるよりも
家にある本とか漫画とか
おなじみのDVDとか…
自分がすでに知っているエンタメに触れたほうが安心して泣ける気がした（無理な刺激もよくないし）
そして肝心の涙活であるが
確かに泣こうと決めて泣いてみると気持ちが浄化されたのかスッキリしてよく眠れた
ぐぅ…
「今日は泣く」と決めて思いっ切り泣いてみる日を作るのもいいかもしれない

# ワケもなく悲しくて「涙活」にどっぷり浸ってみた

おすすめ度 ★★☆ ／ かかった費用 0円（すでに持っている漫画なので）

## 「心の老い」を感じたら懐かしい感動体験に戻ろう

ここ数年、自分の「心の老い」を感じて悩んでいました。

以前は時間が許す限り読みあさっていた新しい漫画も、読みたいと思う気持ちが年々薄れていき……昔のように心が震えるような感動体験自体がへったような気がして、妙に悲しくなっていたのです。一時期は、感動のない自分の人生はつまらなくなってしまったと、絶望的な気持ちになっていました。

でも、そういうときって、心の問題というよりは、単純に体が疲れているだけだったりするんですよね。感動ってある意味エネルギーを消費する行動だから、「感動するぞ！」と思うと疲れてしまう……。

それに、うつっぽいときは、頭にもやがかかったようで、新しいストーリーを追うことが余計に難しい。だから映画を観ても、感情なんて涌いてこないんです。そういった意味でもすでにストーリーを知っている、自分が慣れ親しんだ漫画を読んで過ごす時間も案外大切だなと思うようになりました。実際、『HUNTER×HUNTER』は何回読んでも泣けますからね……！

### 涙を流すことが、心のデトックスになる！

涙を流すことには、心を解放する効果があります。大人になると感情を抑えることが多くなりがちですが、泣くことでストレスが軽減され、心の負担を和らげることができます。泣くためには、慣れ親しんだ映画や音楽などを選ぶのがおすすめ。うつ状態のときは「ブレインフォグ」といって新しい情報を処理しにくくなるため、なじみのある作品がより効果的です。

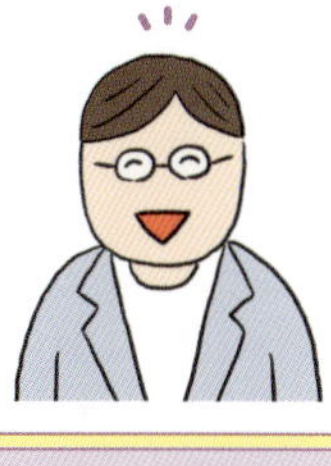

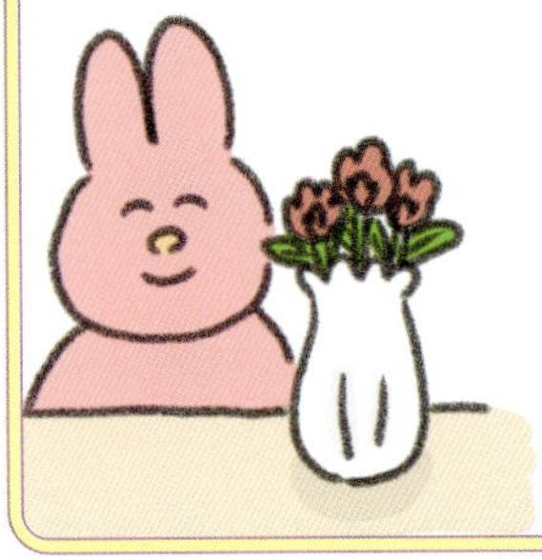

# 部屋にお花を飾りたくて汚部屋をきれいにしてみた

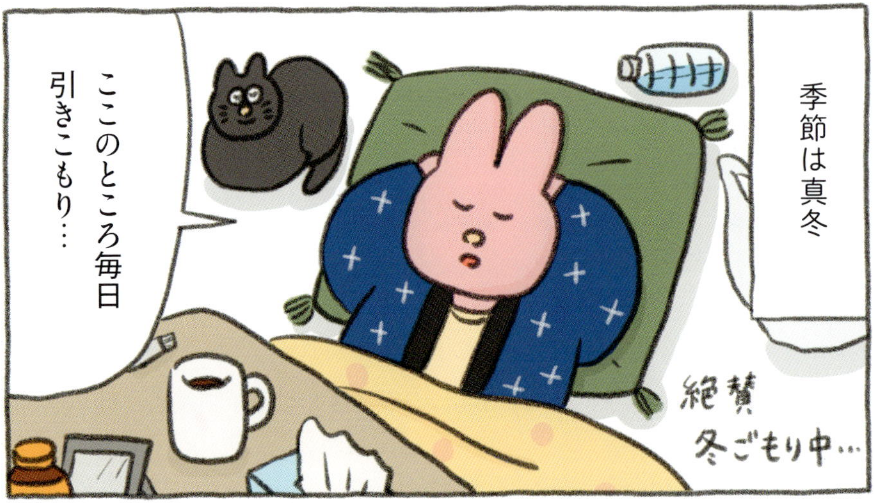
季節は真冬
絶賛冬ごもり中…
ここのところ毎日引きこもり…

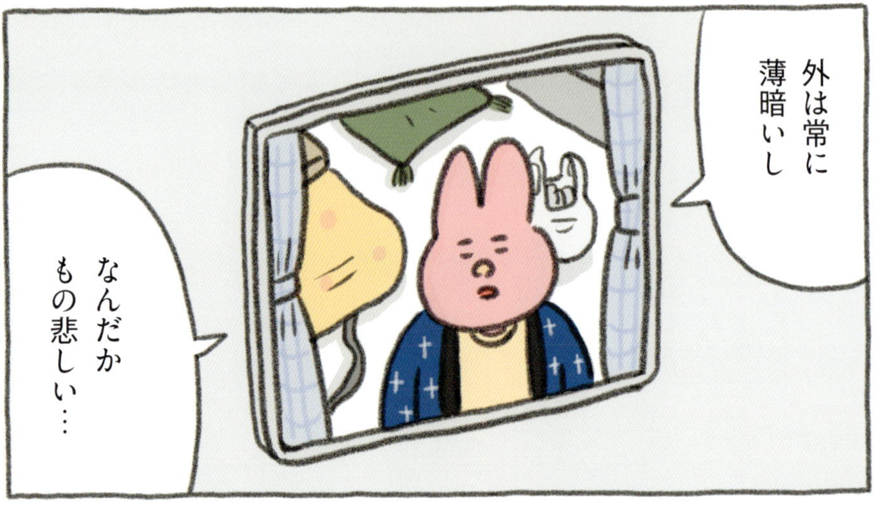
外は常に薄暗いし
なんだかもの悲しい…

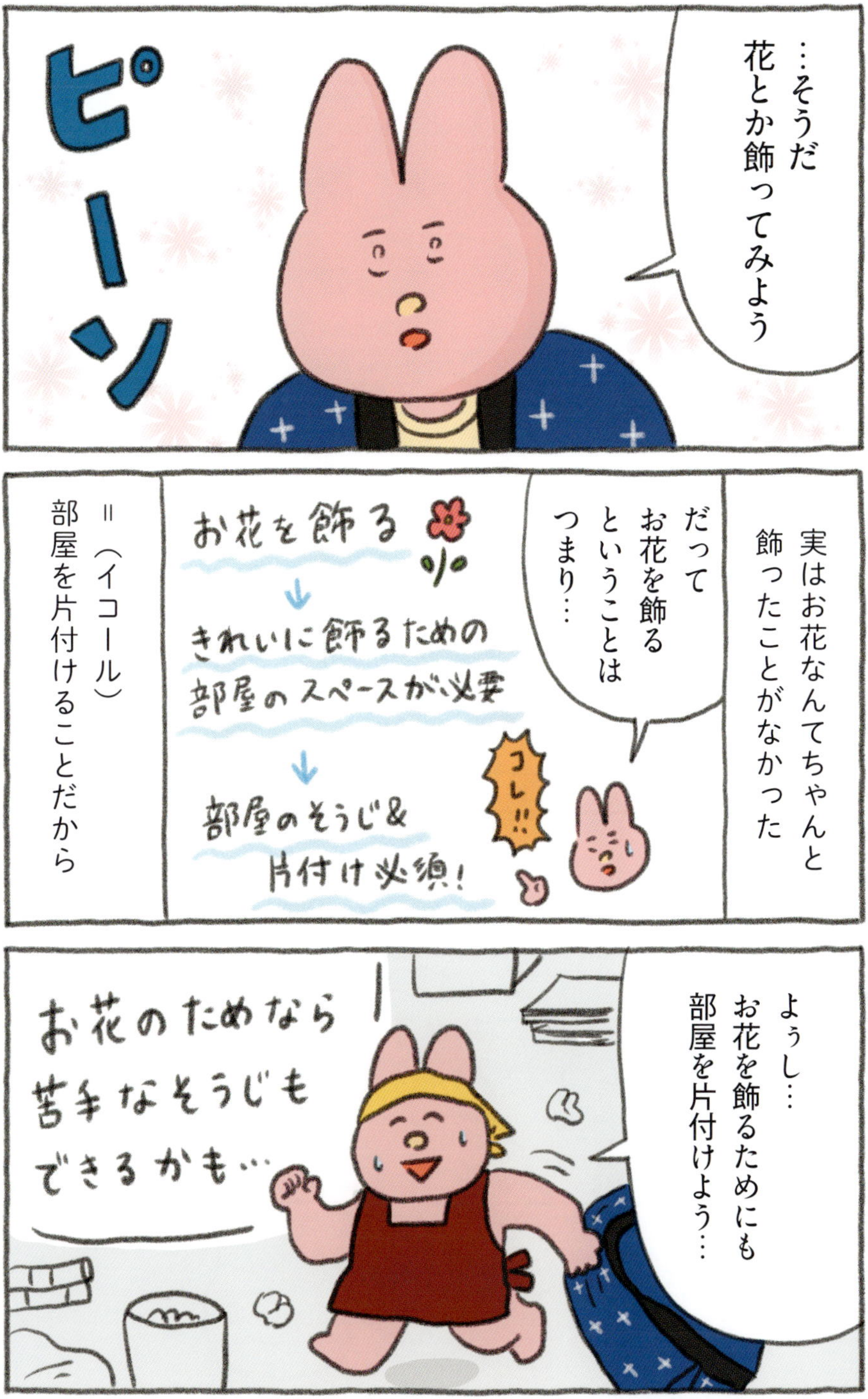
…そうだ
花とか飾ってみよう
ピーッ
実はお花なんてちゃんと飾ったことがなかった
だって
お花を飾る
ということは
つまり…
お花を飾る
きれいに飾るための
部屋のスペースが必要
部屋のそうじ&
片付け必須!
コレ!!
=（イコール）
部屋を片付けることだから
よぅし…
お花を飾るためにも
部屋を片付けよう…
お花のためなら
苦手なそうじも
できるかも…

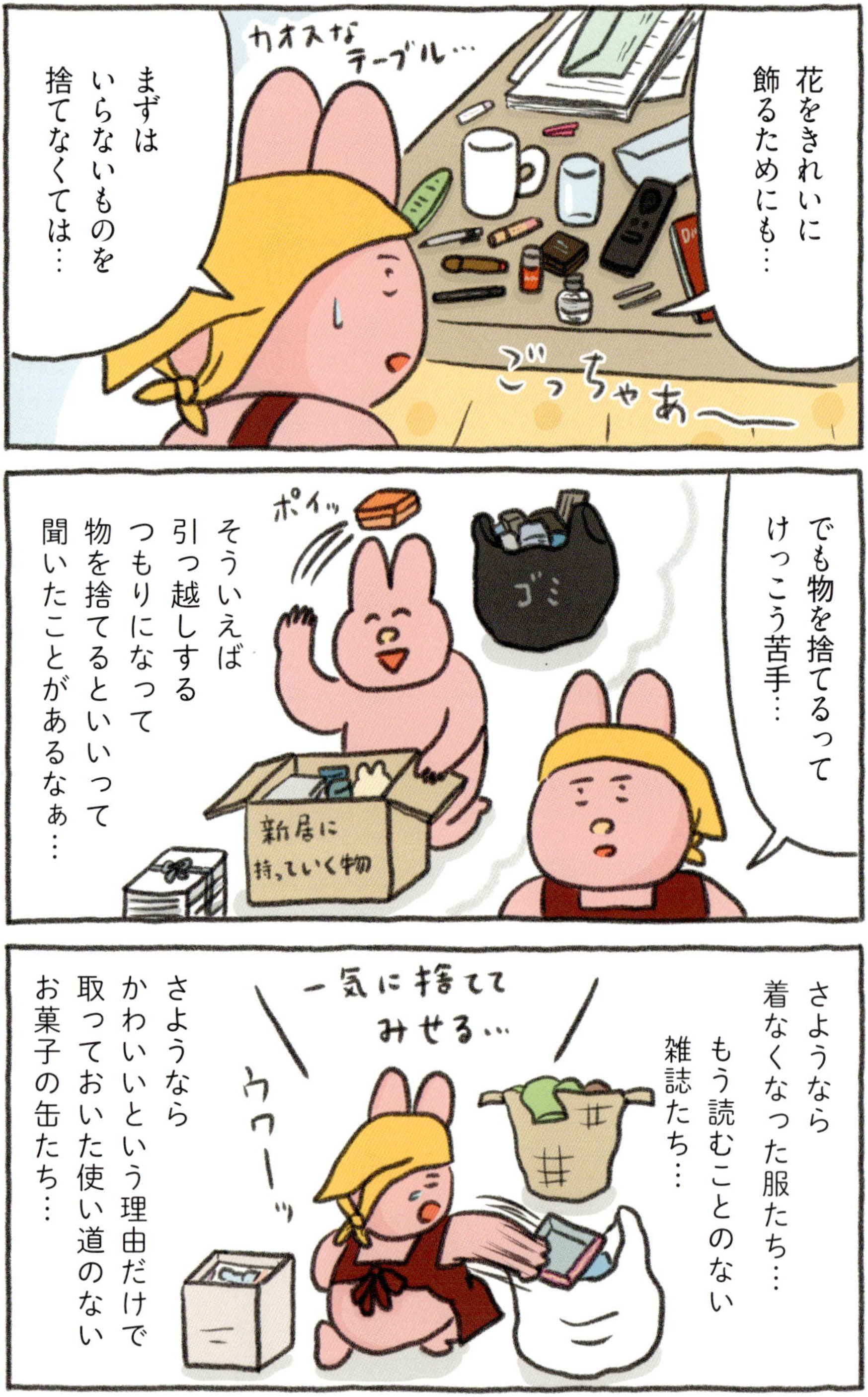
花をきれいに飾るためにも…
カオスなテーブル…
まずはいらないものを捨てなくては…
ごっちゃあ〜
でも物を捨てるってけっこう苦手…
ポイッ
ゴミ
そういえば引っ越しするつもりになって物を捨てるといいって聞いたことがあるなぁ…
新居に持っていく物
さようなら着なくなった服たち…
もう読むことのない雑誌たち…
一気に捨ててみせる…
ウワーッ
さようならかわいいという理由だけで取っておいた使い道のないお菓子の缶たち…

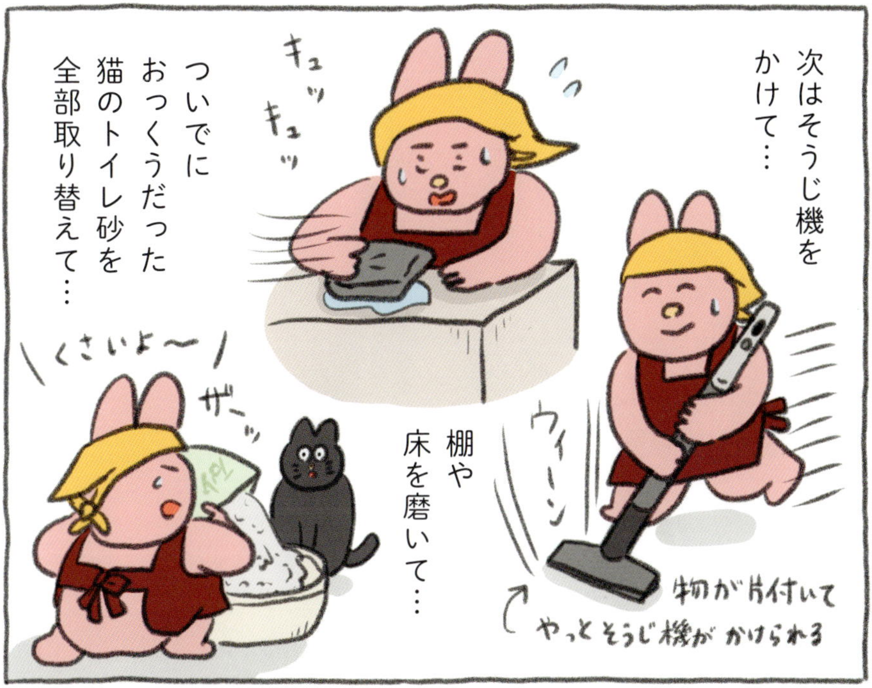
次はそうじ機をかけて…
物が片付いてやっとそうじ機がかけられる
ウィーン
キュッキュッ
棚や床を磨いて…
ついでにおっくうだった猫のトイレ砂を全部取り替えて…
くさいよ〜
ザーッ

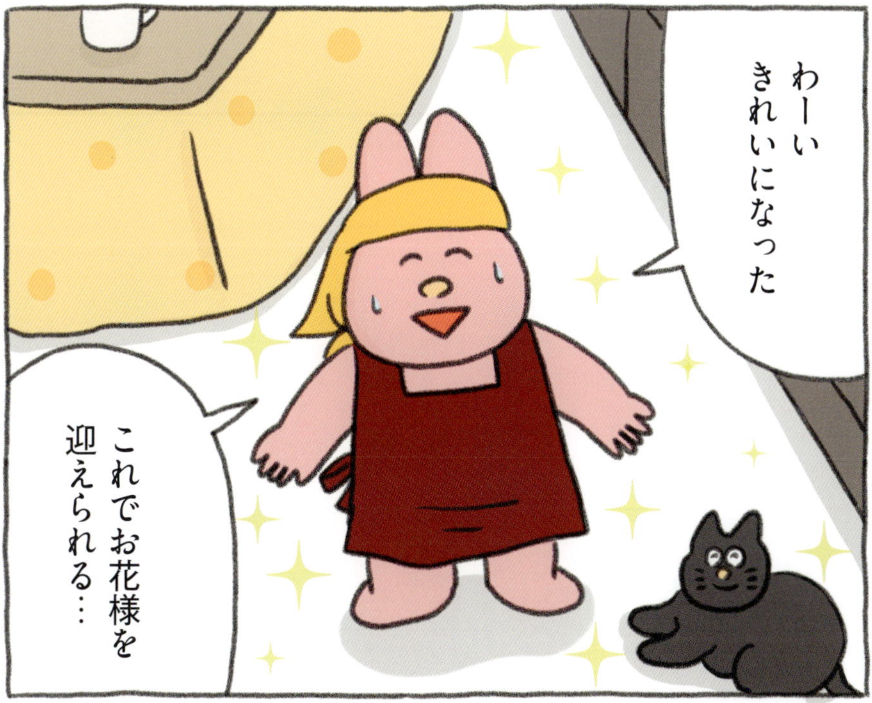
わーいきれいになった
これでお花様を迎えられる…

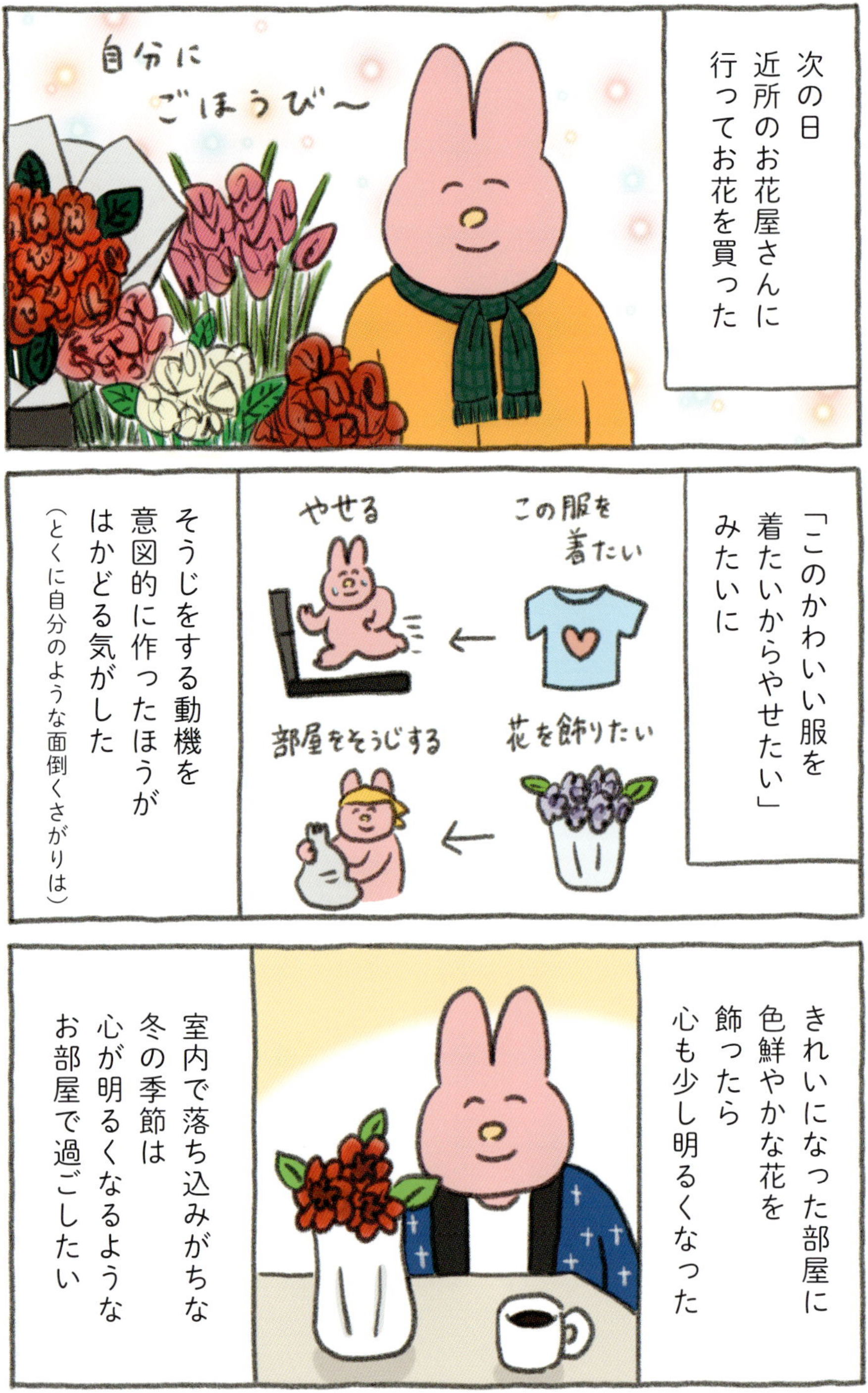
次の日
近所のお花屋さんに
行ってお花を買った
自分に
ごほうび〜
「このかわいい服を
着たいからやせたい」
みたいに
この服を
着たい
やせる
花を飾りたい
部屋をそうじする
そうじをする動機を
意図的に作ったほうが
はかどる気がした
（とくに自分のような面倒くさがりは）
きれいになった部屋に
色鮮やかな花を
飾ったら
心も少し明るくなった
室内で落ち込みがちな
冬の季節は
心が明るくなるような
お部屋で過ごしたい

# 部屋にお花を飾りたくて 汚部屋をきれいにしてみた

おすすめ度 ★★☆ / かかった費用 990円（お花代）

## お部屋に花を飾って 心にも生命力を灯《とも》そう

自分は部屋のそうじをすることが大の苦手です。

とくにメンタルが落ちているときは、片付けをする気力なんてゼロ。だから、どんどん部屋が汚くなるし、それに比例して、心もますます荒《すさ》んでいき、さらに散らかっていく……という悪循環に。そんなとき、ふと頭の中に「お花を飾る」という動機が浮かびました。汚部屋に花は似合わない。これが今の自分にとって、すごくいいことだと思えたのです。

来客があるから部屋を片付けるように、片付けが苦手な人は、片付けの動機を別のところから持ってきたほうがはかどる気がします。

あと、花が部屋に一輪あるだけで生命力が灯されるような感じがしました。元気がないときほどお花を飾って、ぜひ心を明るくさせてほしいです。

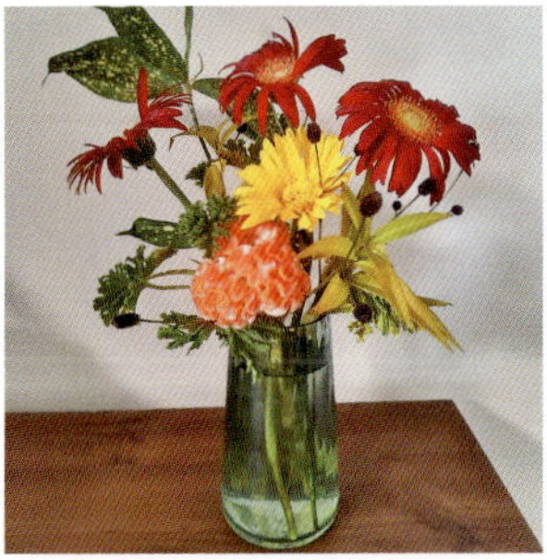

Aoyama Flower Marketで購入した花。とくに赤いダリアの花が好き。

### 片付けも小さな一歩から、無理なく始めよう

片付けはストレス解消にもなりますが、エネルギーを消耗する面も。メンタルが落ちているときは無理せず、範囲や量を小さく始めるのがポイント。今日は引き出し一つ、明日はパソコンのフォルダ一つだけでも十分。達成感を得ることで心が少し軽くなります。花は生命の源ですから、一輪でも生花を飾ることは身の回りを明るくし、心のエネルギーを補充する効果も期待できます。

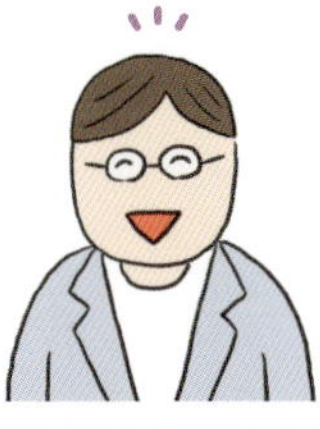

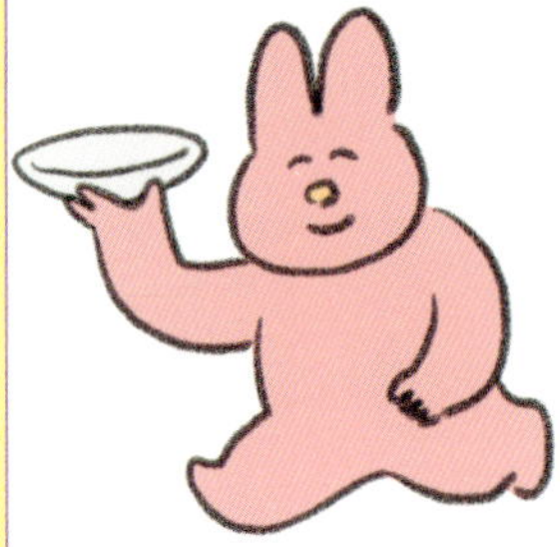

# いつものごはんを ちょっといい食器で 食べてみた

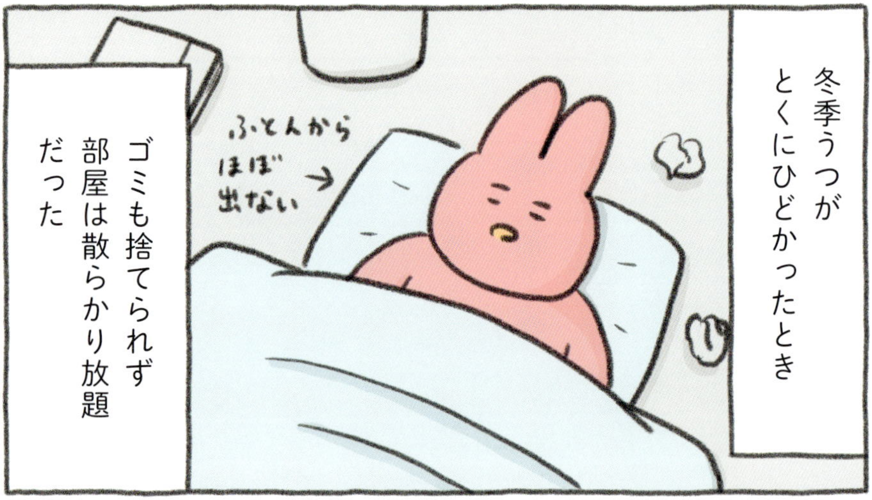

冬季うつが
とくにひどかったとき
ふとんから
ほぼ
出ない
ゴミも捨てられず
部屋は散らかり放題
だった

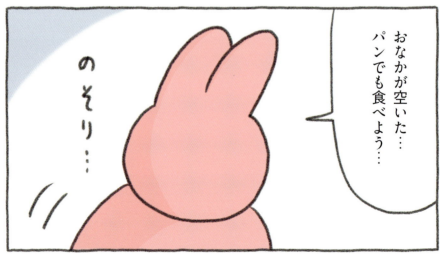

おなかが空いた…
パンでも食べよう…
のそり…

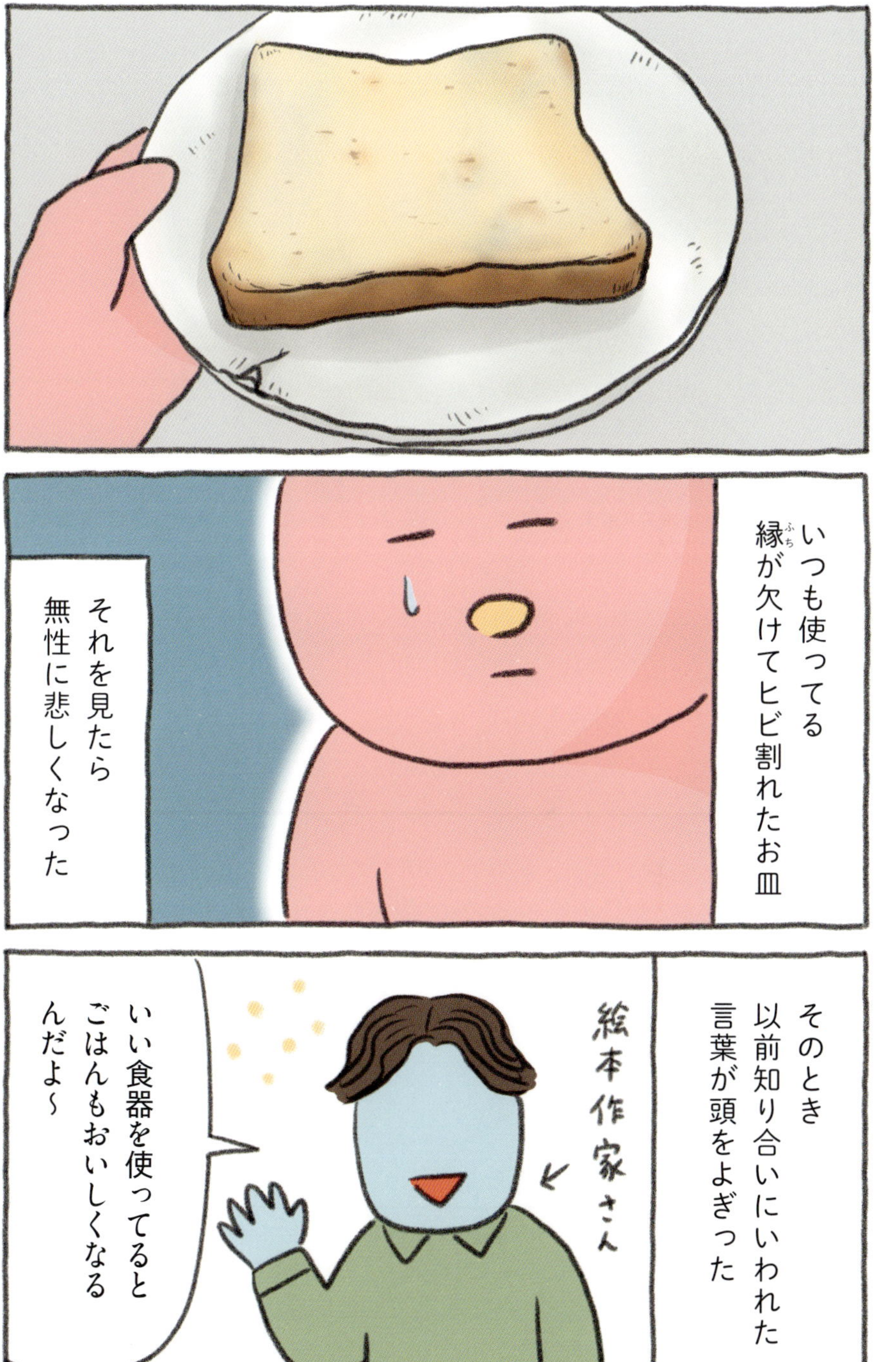
いつも使ってる
縁《ふち》が欠けてヒビ割れたお皿
それを見たら
無性に悲しくなった
そのとき
以前知り合いにいわれた
言葉が頭をよぎった
絵本作家さん
いい食器を使ってると
ごはんもおいしくなる
んだよ～

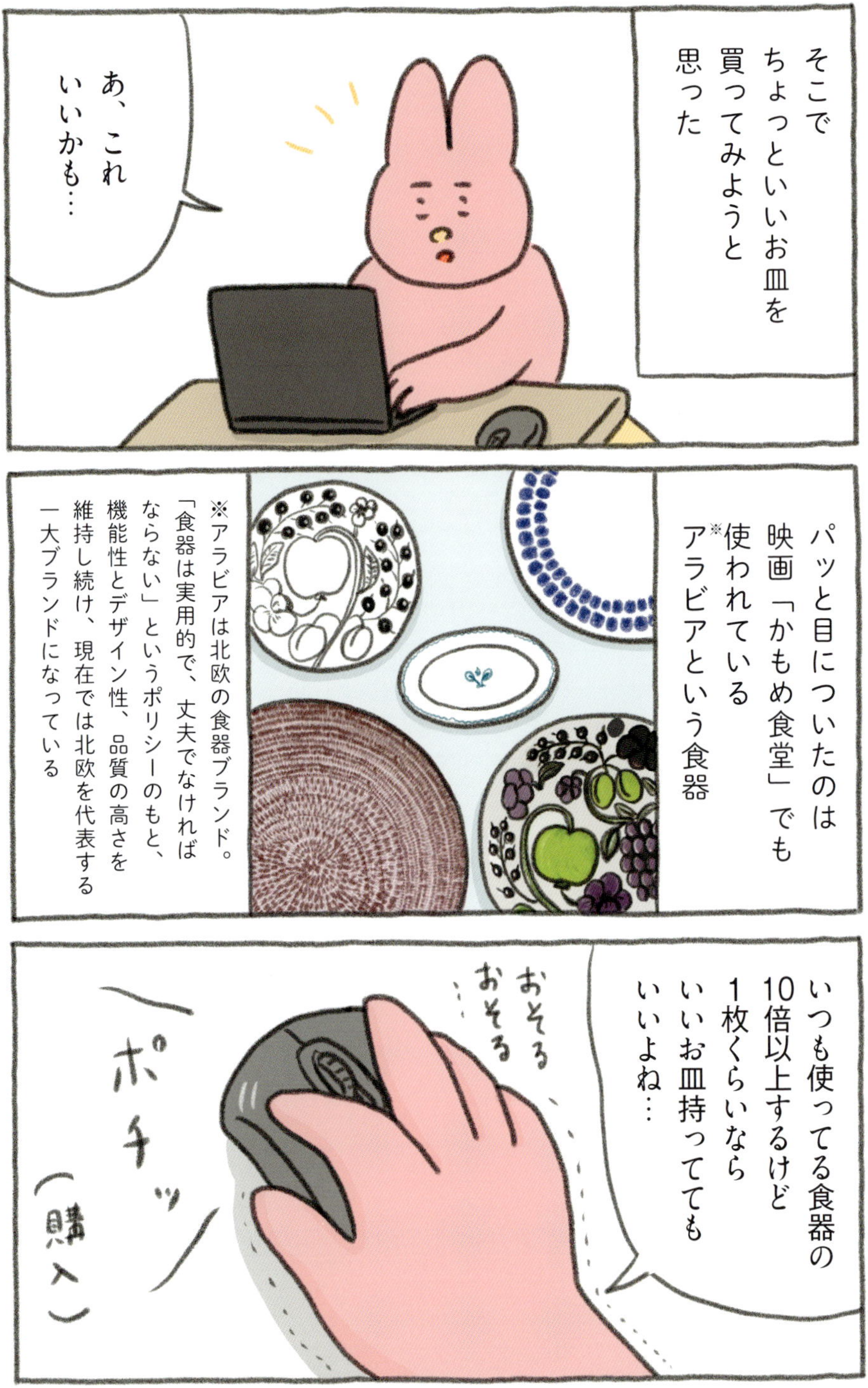
そこでちょっといいお皿を買ってみようと思った
あ、これいいかも…
パッと目についたのは映画「かもめ食堂」でも使われている※アラビアという食器
※アラビアは北欧の食器ブランド。「食器は実用的で、丈夫でなければならない」というポリシーのもと、機能性とデザイン性、品質の高さを維持し続け、現在では北欧を代表する一大ブランドになっている
いつも使ってる食器の10倍以上するけど1枚くらいいいお皿持っててもいいよね…
おそるおそる…
ポチッ
(購入)

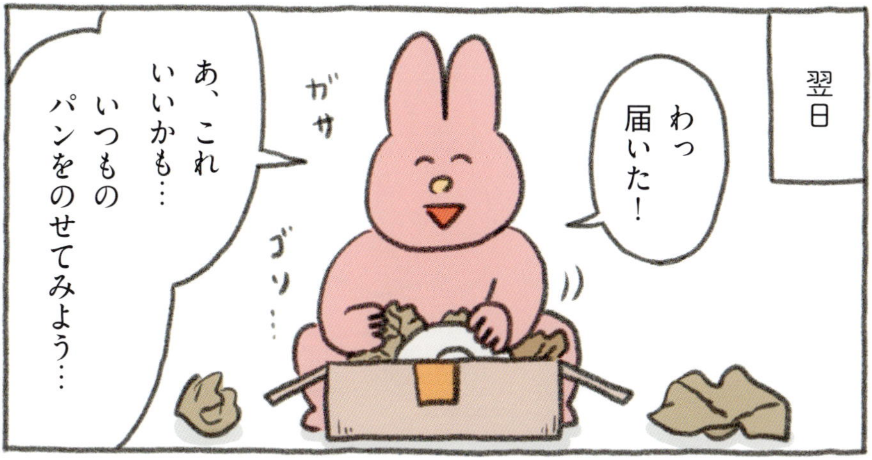
翌日
わっ 届いた!
ガサ
ゴソ…
あ、これ いいかも… いつものパンをのせてみよう…

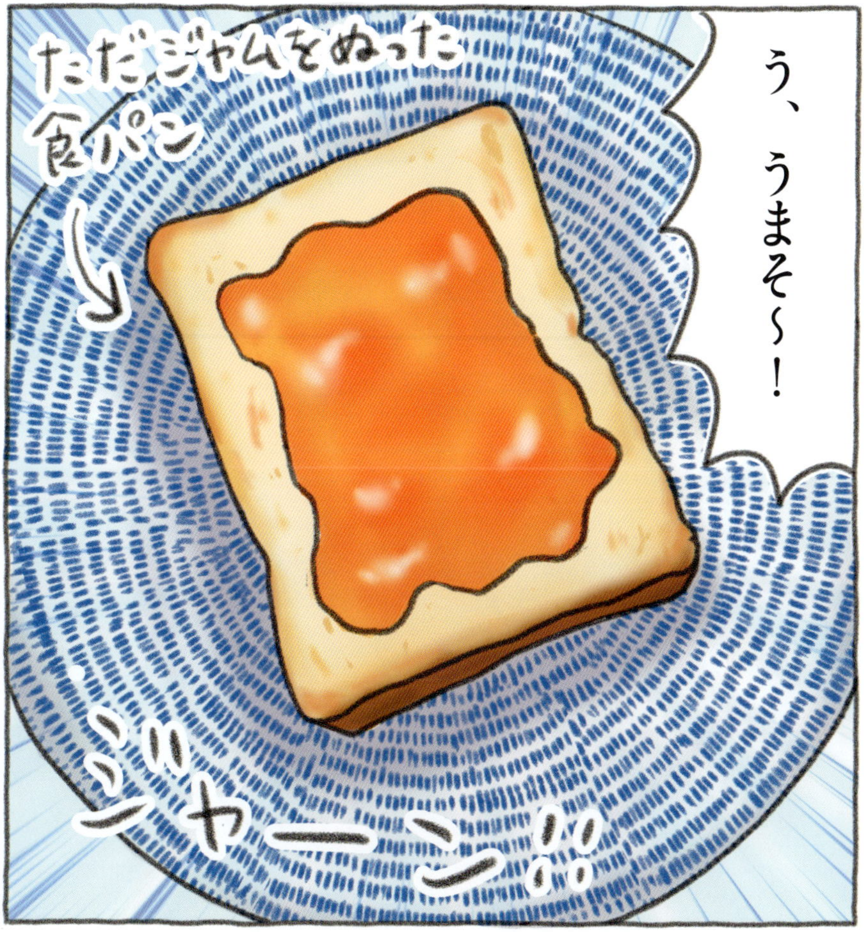
う、うまそ~!
ただジャムをぬった食パン
ジャーン!!

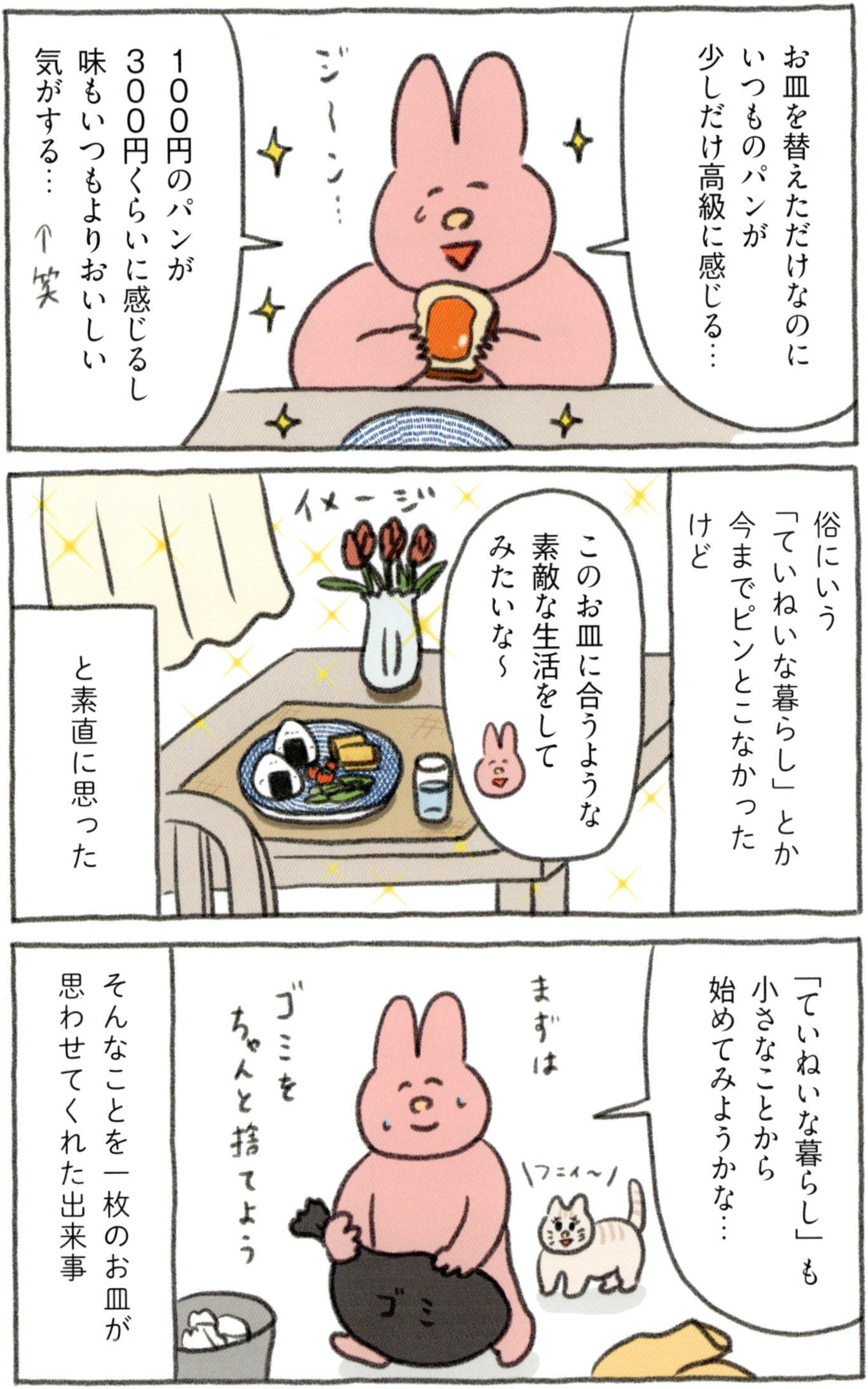
お皿を替えただけなのに
いつものパンが
少しだけ高級に感じる…
ジ〜ン…
100円のパンが
300円くらいに感じるし
味もいつもよりおいしい
気がする…
↑笑
俗にいう
「ていねいな暮らし」とか
今までピンとこなかった
けど
イメージ
このお皿に合うような
素敵な生活をして
みたいな〜
と素直に思った
「ていねいな暮らし」も
小さなことから
始めてみようかな…
まずは
ゴミを
ちゃんと捨てよう
フニィ〜
ゴミ
そんなことを一枚のお皿が
思わせてくれた出来事

# いつものごはんを ちょっといい食器で食べてみた

**おすすめ度** ★★★ ／ **かかった費用** 4950円（お皿代+送料）

## 「ちょっといいお皿」が何でもない日常を豊かに彩る

別に自分は庶民だし、100均のお皿で十分満足なのですが……。でも、毎日使う食器くらい、ちょっといいものを使ってみようかなと思い、おしゃれ＝北欧食器でおなじみの「アラビア」のお皿を買ってみたのです。

結果、すごくよかった……！ 丈夫でしっかりした作りだし、和洋中のどれもいけるデザイン。パンもおにぎりもどちらをのせてもおいしそうで、食器としての懐の深さを感じました。

食事は毎日の行為。同じ食事でも、食器が違うだけでこんなに気分が変わるなら、できるだけ素敵な食器を使ってみたい。そう思って、最近は暇さえあれば食器のサイトを見ています。どれもかわいくて、テンションが上がります。次は何を買おうかなと考えている時間って、とても幸せですね。

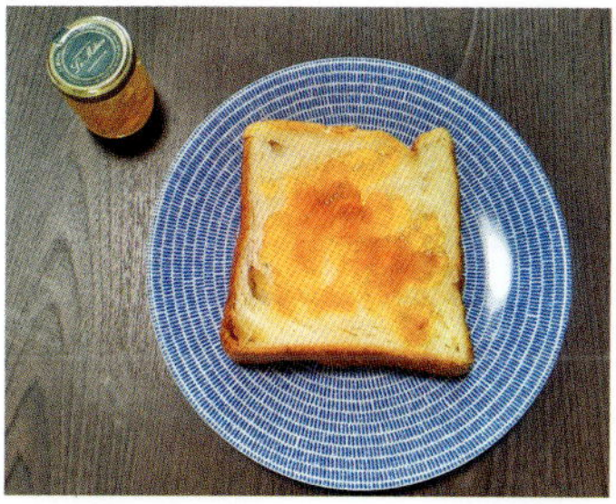

いつもの食パンも、アラビアのお皿にのせるとおしゃれなカフェ風で、何倍もおいしそうに見えるから不思議。

### 毎日目に入るものが、気分を大きく変える！

目に入るものは、気分や心の状態に大きな影響を与えます。食器のように毎日使うものをお気に入りに替えると、日常が少し特別なものに感じられるでしょう。自分にちょっとした投資をすることで、「自分を大切にしている」という感覚が得られ、自己肯定感も高まります。身の回りのアイテムを工夫するだけで、心に豊かさをもたらすことができるのです。

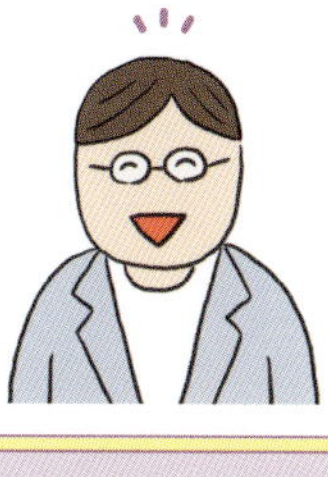

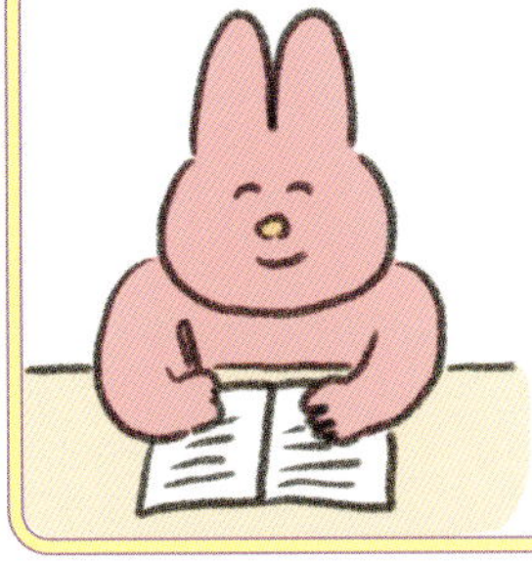

# 感情のおもむくまま
# 思いの丈を
# ノートにぶつけてみた

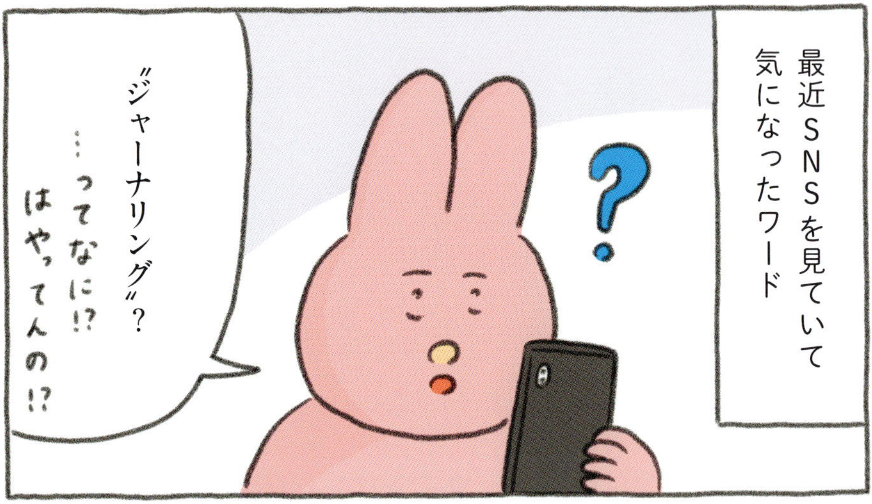

最近SNSを見ていて気になったワード
〝ジャーナリング〟?……ってなに!? はやってんの!?


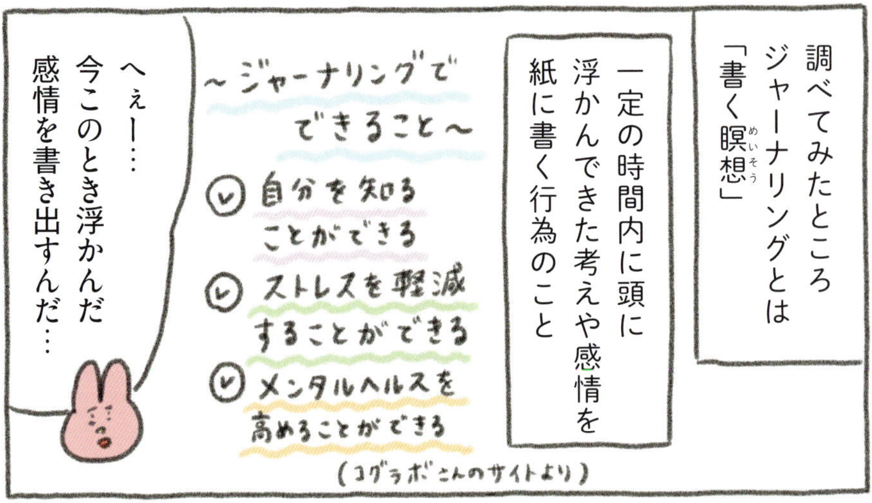

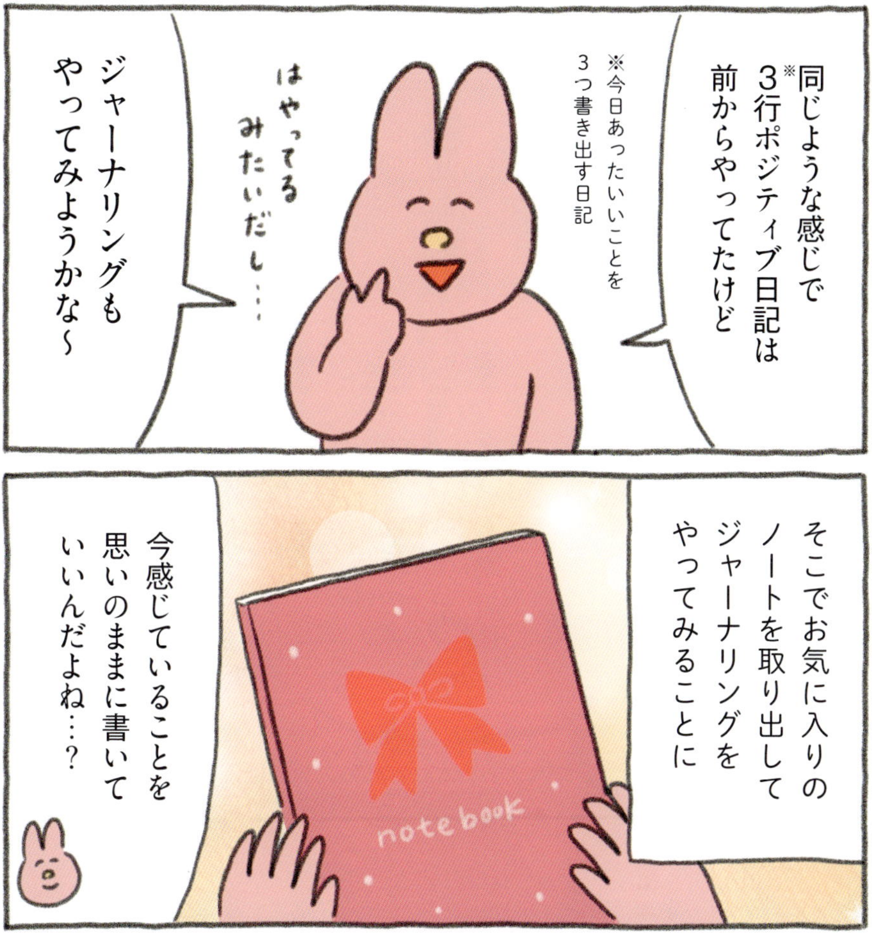
同じような感じで
※3行ポジティブ日記は
前からやってたけど
※今日あったいいことを3つ書き出す日記
はやってるみたいだし…
ジャーナリングも
やってみようかな～
そこでお気に入りのノートを取り出して
ジャーナリングをやってみることに
今感じていることを思いのままに書いていいんだよね…？
notebook
ようし…
スチャッ

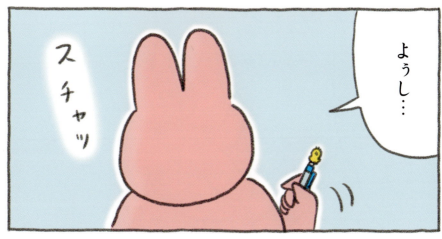

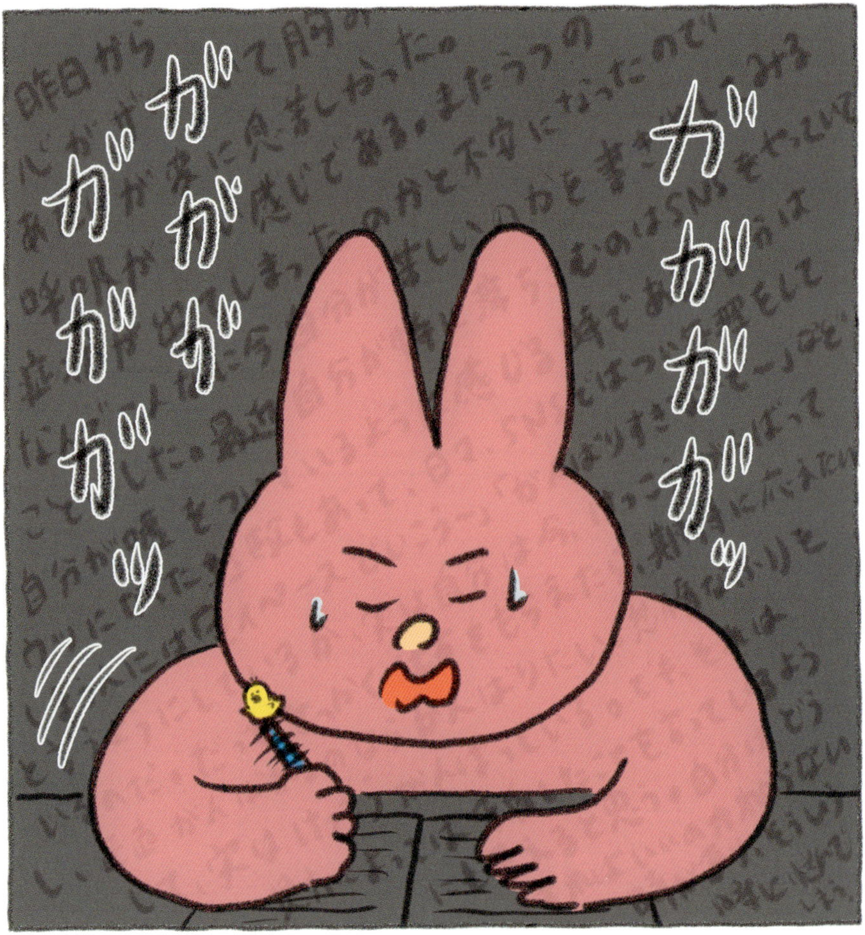
ががががッ
がががが
がががッ

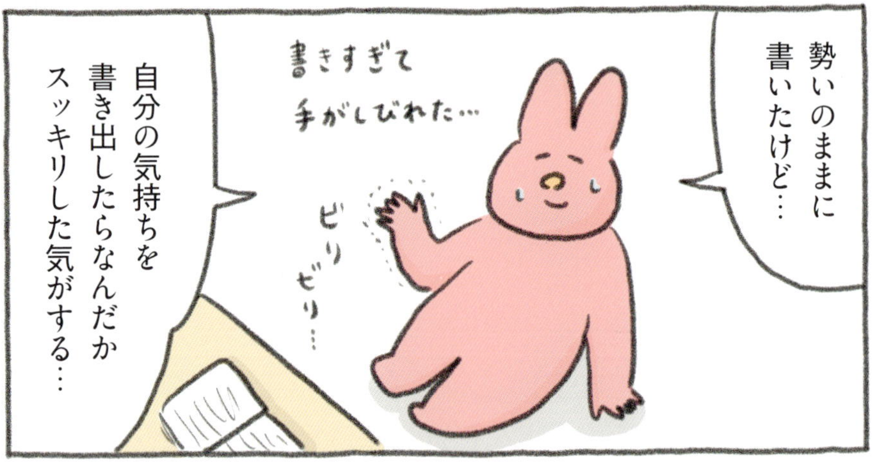
勢いのままに書いたけど…
書きすぎて手がしびれた…
ビリビリ…
自分の気持ちを書き出したらなんだかスッキリした気がする…

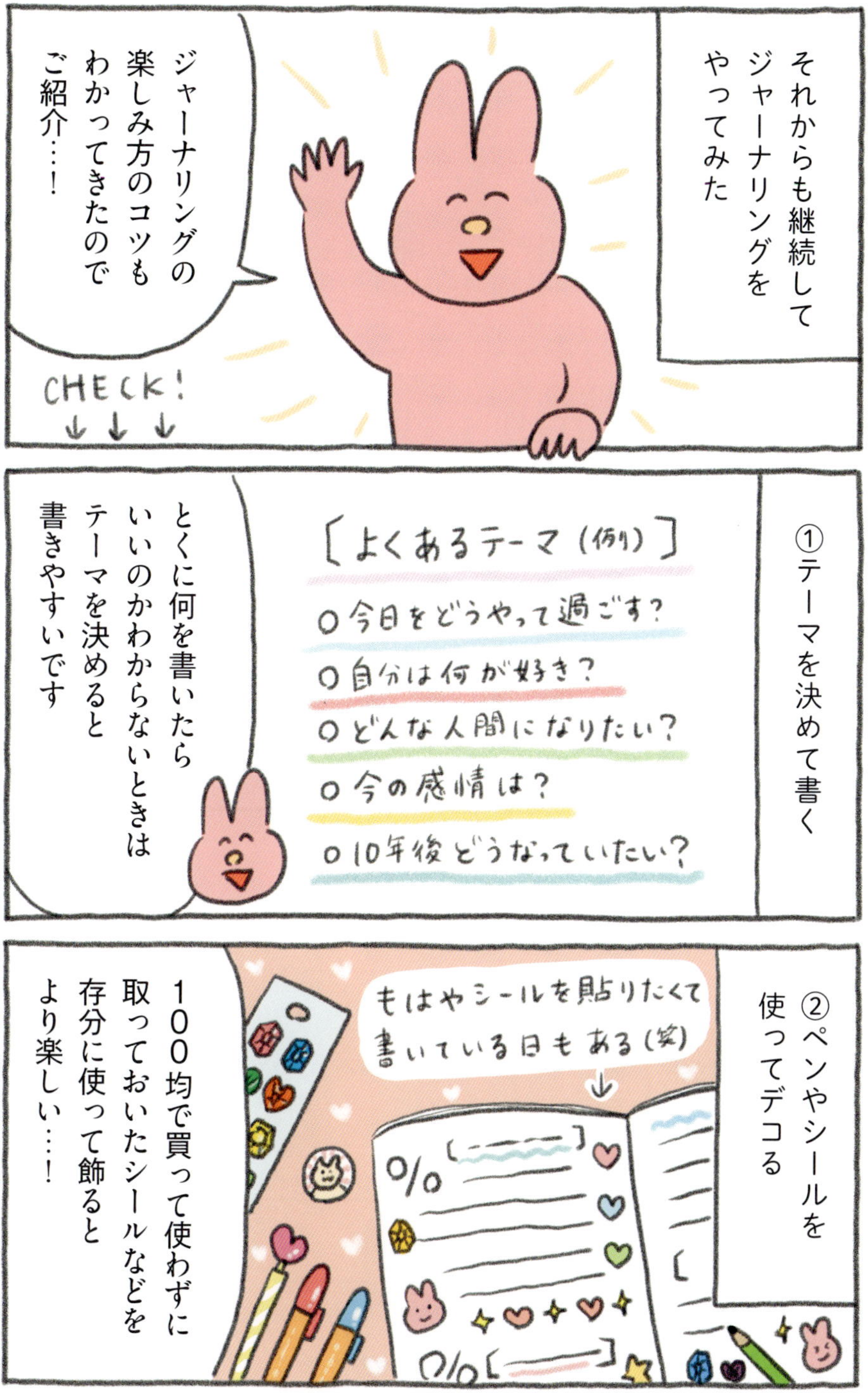
それからも継続してジャーナリングをやってみた
ジャーナリングの楽しみ方のコツもわかってきたのでご紹介…！
CHECK!
①テーマを決めて書く
［よくあるテーマ（例）］
○今日をどうやって過ごす？
○自分は何が好き？
○どんな人間になりたい？
○今の感情は？
○10年後どうなっていたい？
とくに何を書いたらいいのかわからないときはテーマを決めると書きやすいです
②ペンやシールを使ってデコる
もはやシールを貼りたくて書いている日もある（笑）
100均で買って使わずに取っておいたシールなどを存分に使って飾るとより楽しい…！

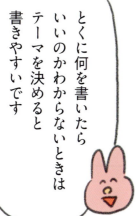

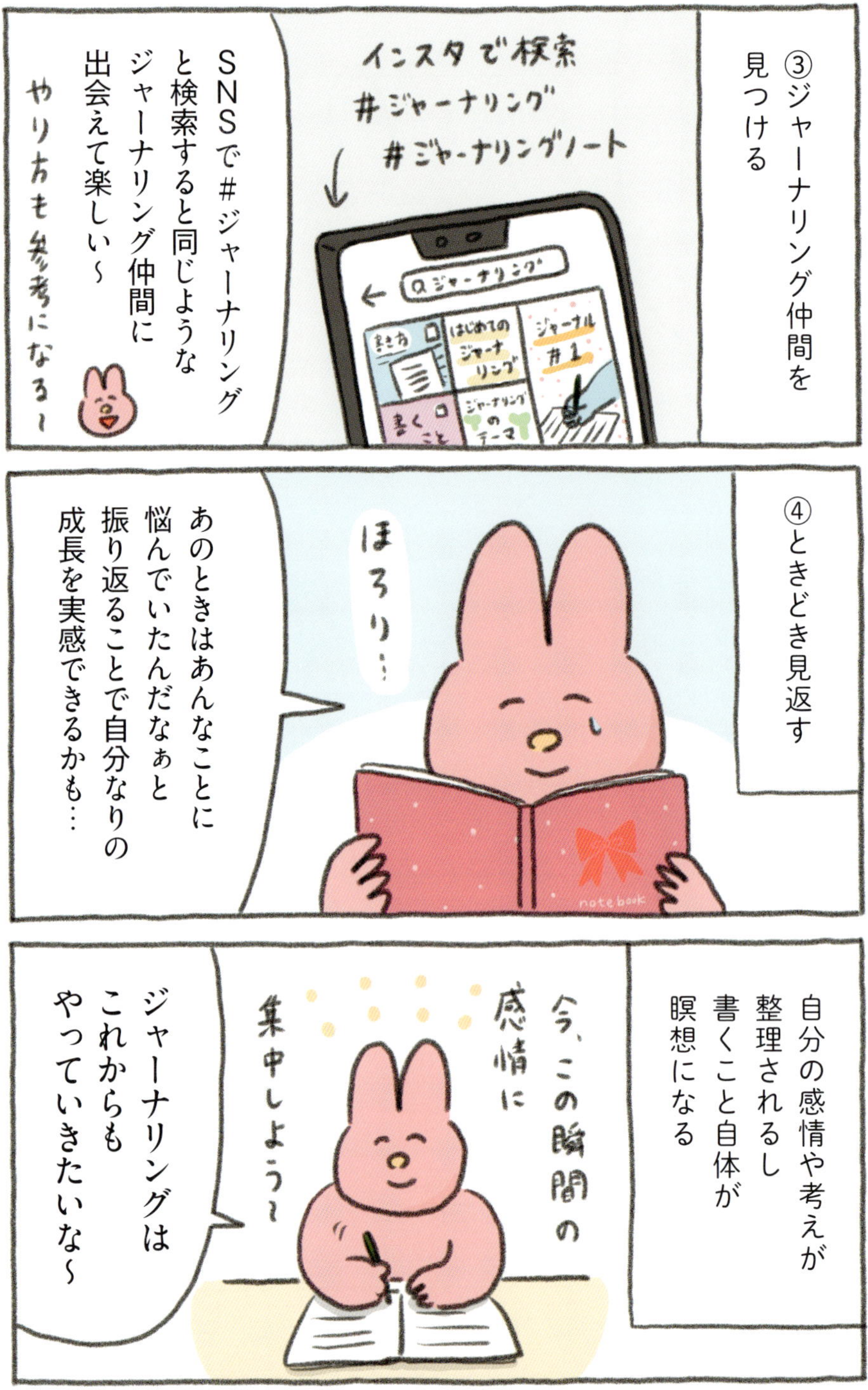
③ジャーナリング仲間を見つける
インスタで検索
#ジャーナリング
#ジャーナリングノート
Qジャーナリング
SNSで#ジャーナリングと検索すると同じようなジャーナリング仲間に出会えて楽しい〜
やり方も参考になる〜
④ときどき見返す
ほろり…
あのときはあんなことに悩んでいたんだなぁと振り返ることで自分なりの成長を実感できるかも…
notebook
自分の感情や考えが整理されるし書くこと自体が瞑想になる
今、この瞬間の感情に集中しよう〜
ジャーナリングはこれからもやっていきたいな〜

# 感情のおもむくまま思いの丈をノートにぶつけてみた

おすすめ度★★★／かかった費用0円（ノートやシールは家にあるものを使用）

## 悩みをノートに解放！ジャーナリングの瞑想効果

昔から頭の中がグァーッとオーバーフローしたときに、ノートに自分の思いを書き出していました。最近、実はそれもジャーナリングの一種だったんだということに気がつきました。

でも検索してみると、最近のジャーナリングってなんだか楽しそう。ということで、実際に1カ月続けてみました。

思ったことをその瞬間、自由に書き出せるのがジャーナリングのいいところ。

書くことに集中している時間は、ほかのことをぐるぐると考えたり悩んだりする隙間がありません。「今、この瞬間の自分」を感じることができる、瞑想に近いものだと思います。

また、買ったはいいけど使っていないかわいいシールが家には山ほどあるので、ジャーナリング用のノートに貼ったりして、ノートをデコる楽しさを味わえるのもよかったです。

ただ、毎日やらなきゃいけないと思うと、それはそれでストレスに。だから「今日はもやもやしているな」と思ったときに取り出せる一つのアイテムとして、ジャーナリングはこれからもやっていきたいなと思います。

### ジャーナリングは、心の整理と自己解放の手段

私たちは日常で、不快な感情を抑え込んで過ごすことが多いものです。ジャーナリングは、抑圧された感情を外に出し、心を整理する貴重な行為です。ネガティブな感情だけでなく、ポジティブな出来事も書き留めることで、バランスを取ることが大切です。ネガティブなことしか浮かばないときは、危険なサイン。不必要に自分を責めるきっかけになるのでやめましょう。

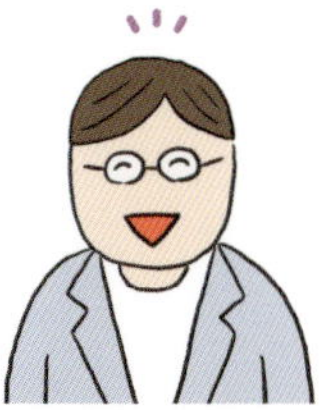

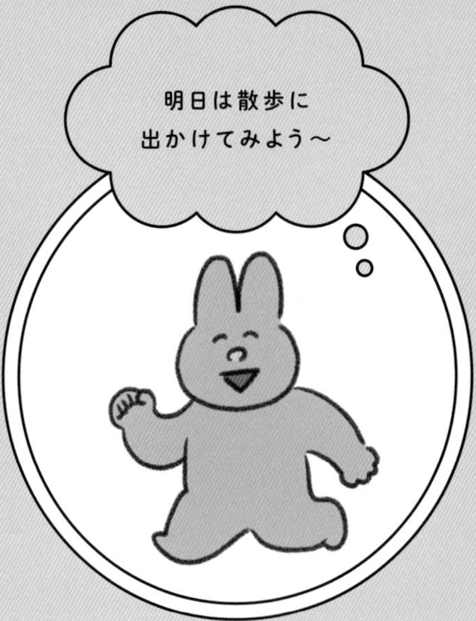
明日は散歩に
出かけてみよう～

STEP

2

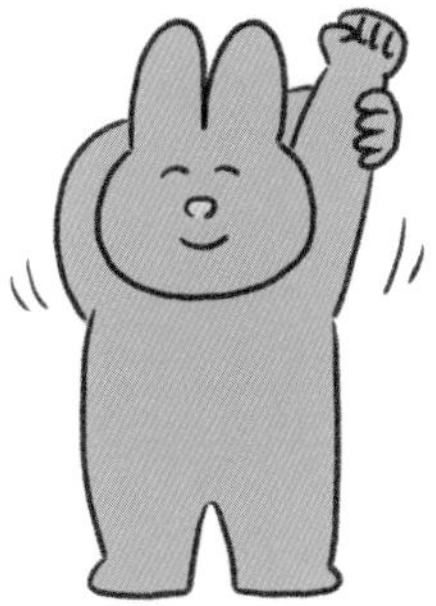

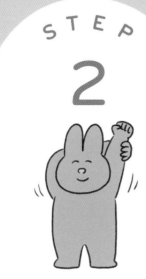

# 「ご近所ソロ活」してみた

だんだん元気になってきたら、
少しずつ体を動かしたり、近所を散歩したりして
行動範囲を徐々に広げていきましょう。
急がず、無理をせず、マイペースで
一歩踏み出すのがポイント。

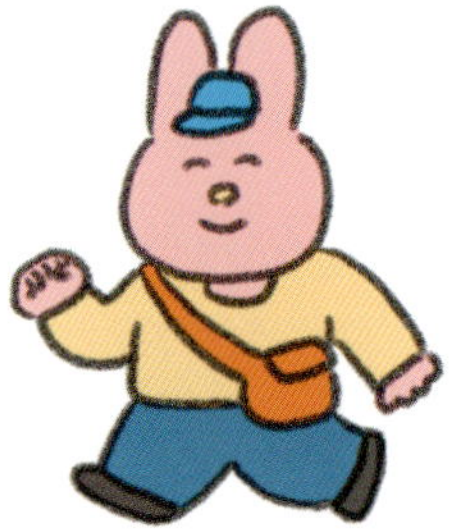

# ぐるぐる思考で煮詰まったので散歩コースを変えてみた

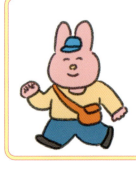

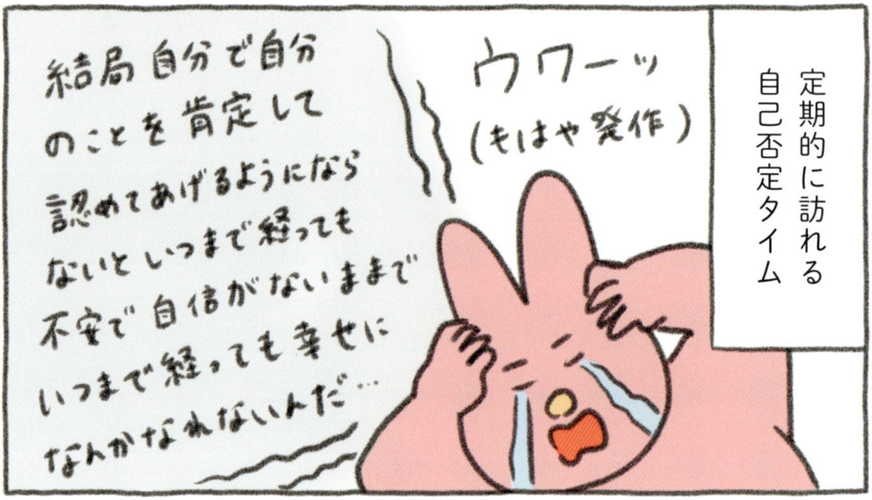
定期的に訪れる自己否定タイム
ウワーッ
（もはや発作）
結局自分で自分のことを肯定して認めてあげるようにならないといつまで経っても不安で自信がないままでいつまで経っても幸せになんかなれないんだ…

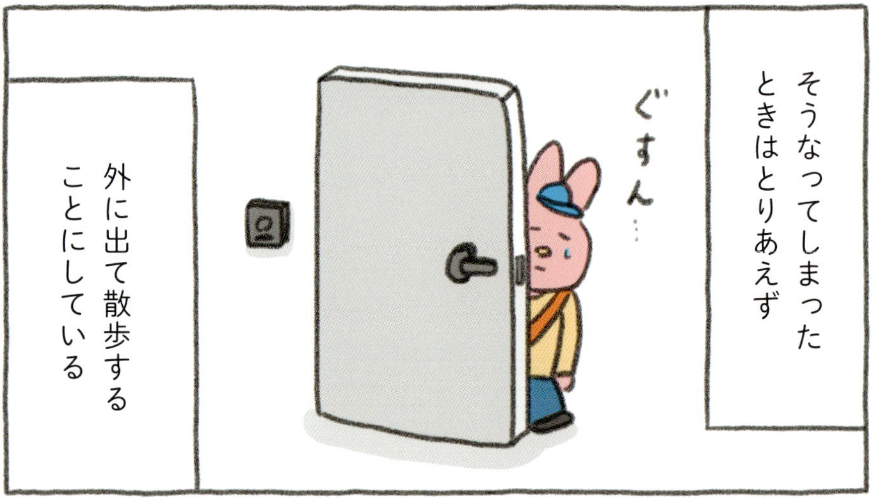
そうなってしまったときはとりあえず
ぐすん…
外に出て散歩することにしている

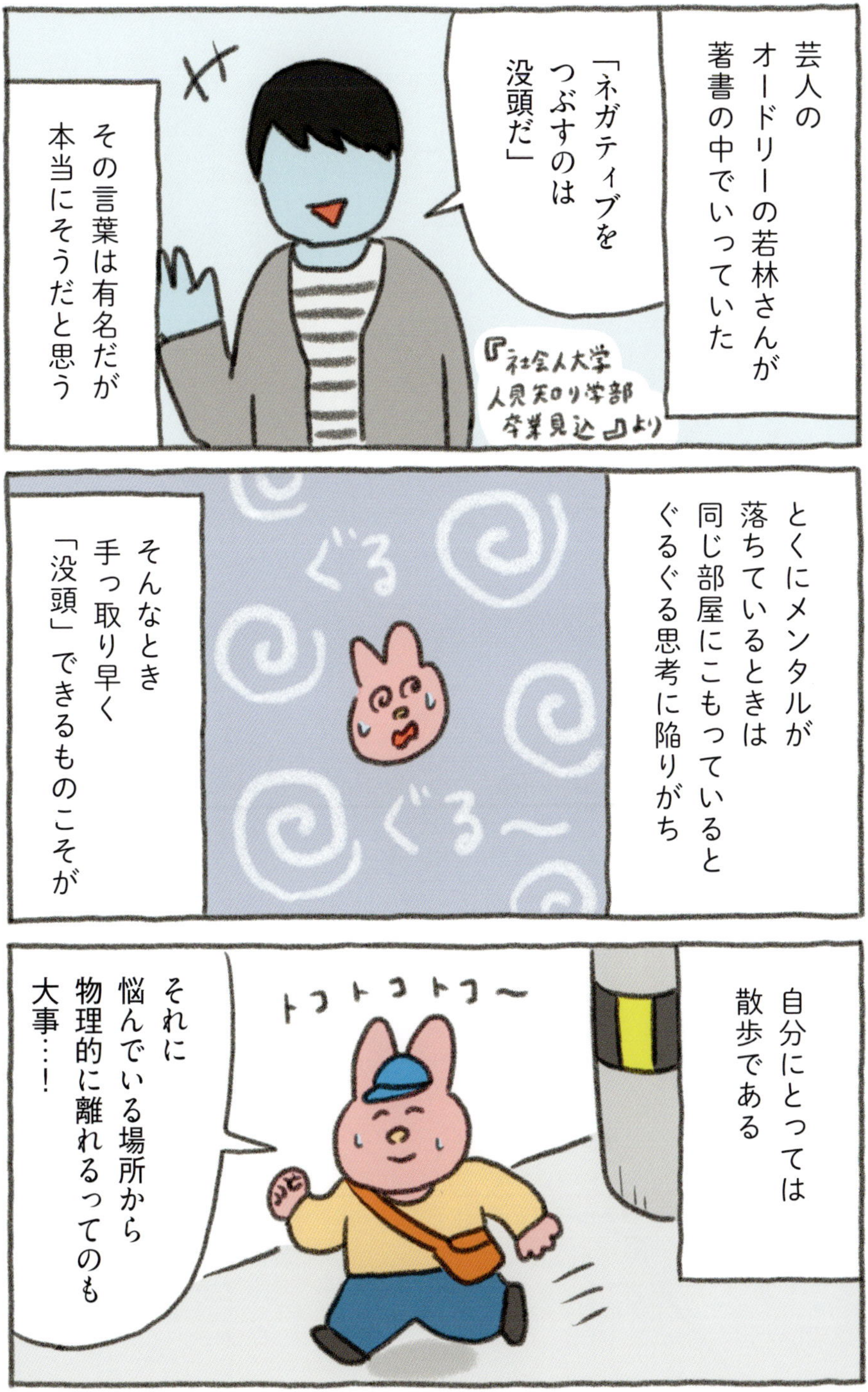
芸人のオードリーの若林さんが著書の中でいっていた
「ネガティブをつぶすのは没頭だ」
『社会人大学人見知り学部卒業見込』より
その言葉は有名だが本当にそうだと思う
とくにメンタルが落ちているときは同じ部屋にこもっているとぐるぐる思考に陥りがち
ぐる
ぐる〜
そんなとき手っ取り早く「没頭」できるものこそが
自分にとっては散歩である
トコトコトコ〜
それに悩んでいる場所から物理的に離れるってのも大事…！

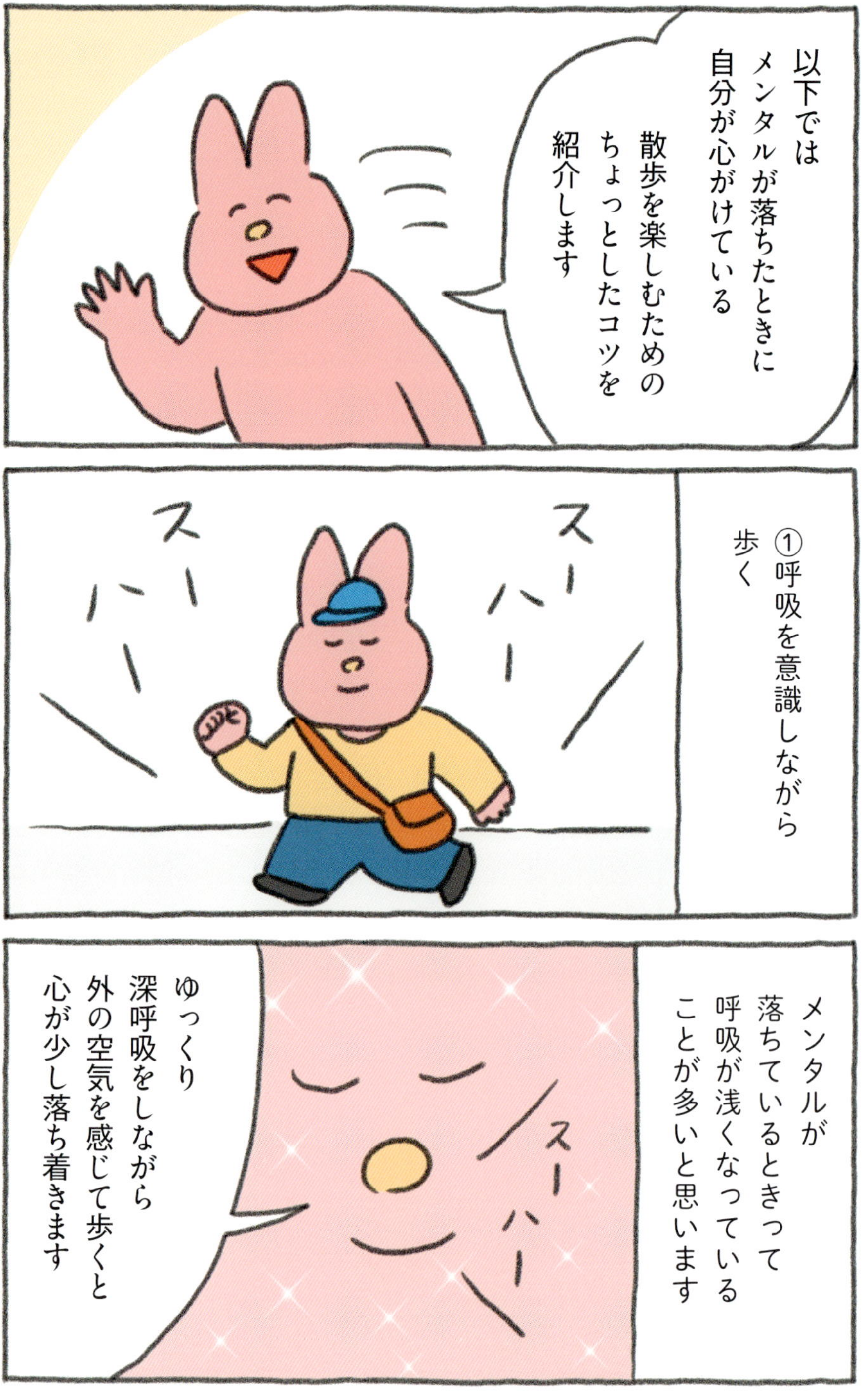
以下では
メンタルが落ちたときに
自分が心がけている
散歩を楽しむための
ちょっとしたコツを
紹介します
①呼吸を意識しながら
歩く
スー
ハー
スー
ハー
メンタルが
落ちているときって
呼吸が浅くなっている
ことが多いと思います
ゆっくり
深呼吸をしながら
外の空気を感じて歩くと
心が少し落ち着きます
スー
ハー

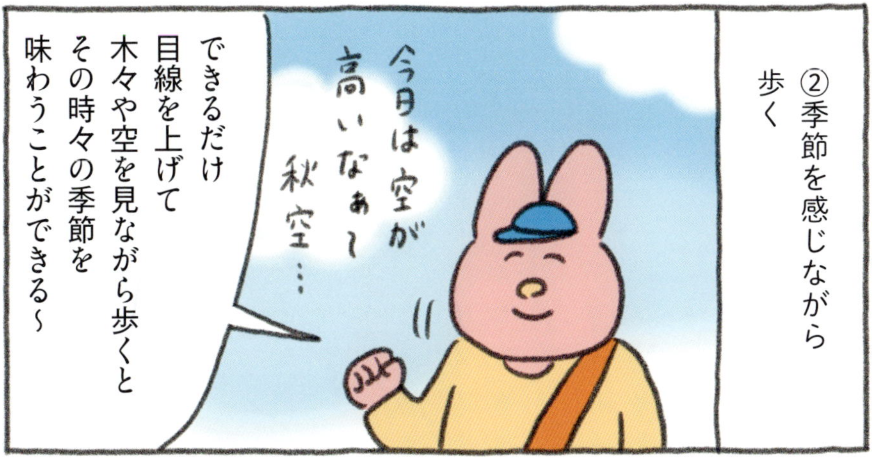
②季節を感じながら歩く
今日は空が高いなぁ～
秋空…
できるだけ目線を上げて木々や空を見ながら歩くとその時々の季節を味わうことができる～

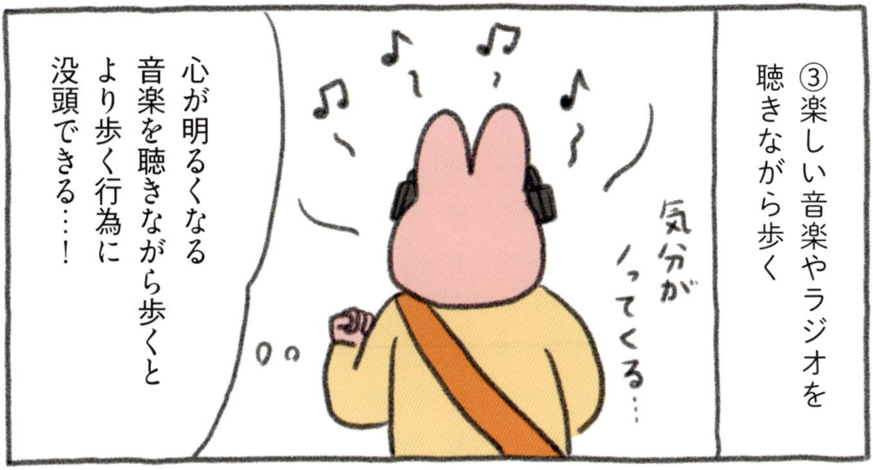
③楽しい音楽やラジオを聴きながら歩く
気分がのってくる…
心が明るくなる音楽を聴きながら歩くとより歩く行為に没頭できる…！

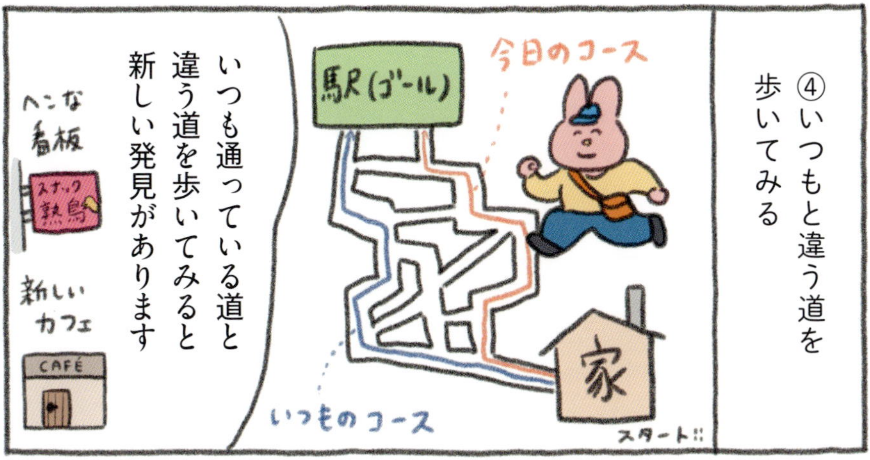
④いつもと違う道を歩いてみる
今日のコース
駅(ゴール)
家
スタート!!
いつものコース
いつも通っている道と違う道を歩いてみると新しい発見があります
へんな看板
新しいカフェ
CAFÉ

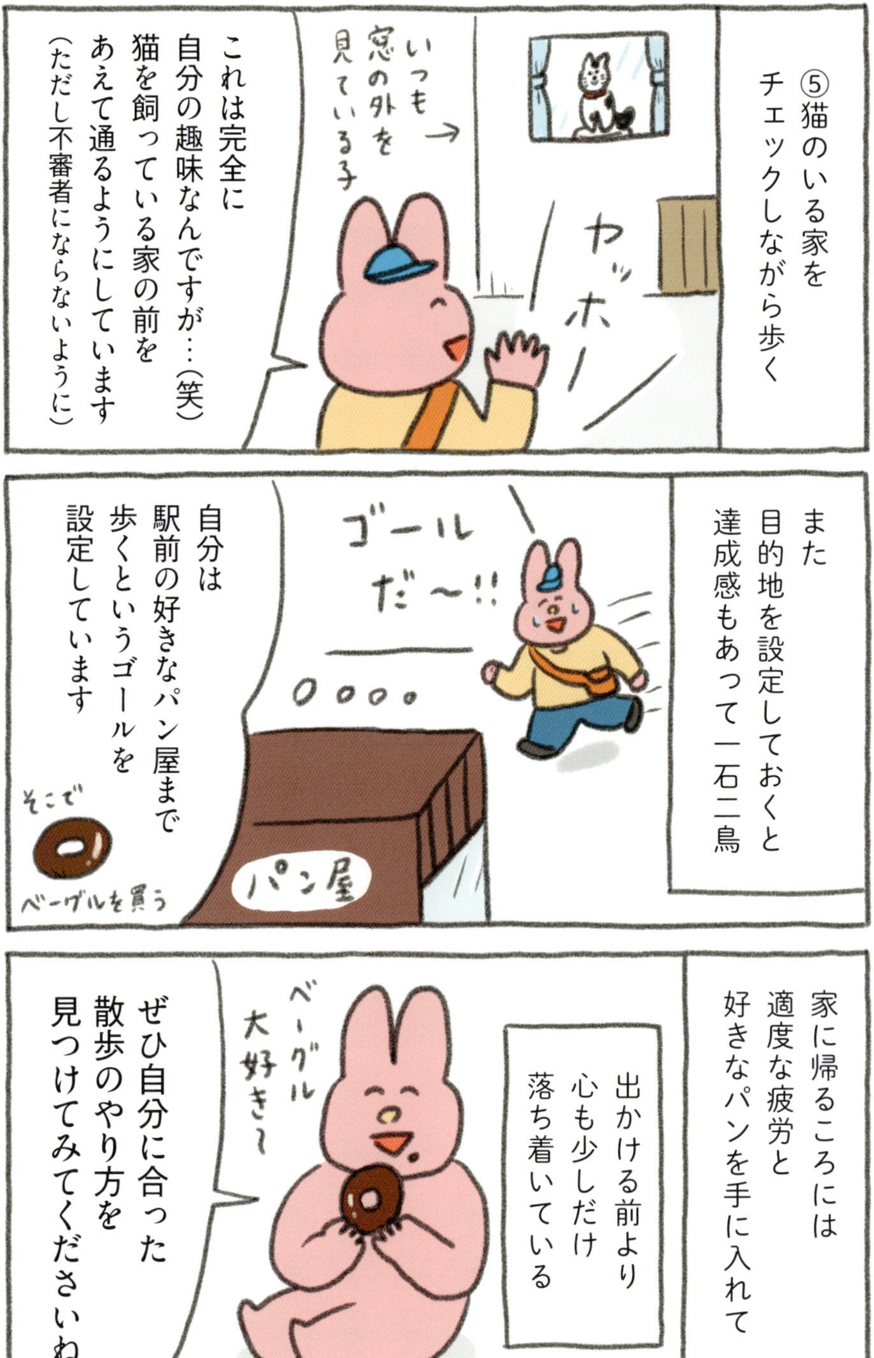
⑤猫のいる家を
チェックしながら歩く
ヤッホー
いつも窓の外を見ている子→
これは完全に
自分の趣味なんですが…(笑)
猫を飼っている家の前を
あえて通るようにしています
(ただし不審者にならないように)
また
目的地を設定しておくと
達成感もあって一石二鳥
ゴールだ〜!!
自分は
駅前の好きなパン屋まで
歩くというゴールを
設定しています
パン屋
そこで
ベーグルを買う
家に帰るころには
適度な疲労と
好きなパンを手に入れて
出かける前より
心も少しだけ
落ち着いている
ベーグル大好き〜
ぜひ自分に合った
散歩のやり方を
見つけてみてくださいね

# ぐるぐる思考で煮詰まったので散歩コースを変えてみた

おすすめ度 ★★★ ／ かかった費用 0円

## 変わりゆく世界と自分をつなぐ なつかしの散歩道

漫画では、現在の自分が日常的に歩いている散歩コースについて描きましたが、つい先日、昔よく歩いていた散歩コースを久しぶりにたどってみました。

場所は、東京スカイツリーでおなじみの押上から浅草まで。

うつで休職中、何もやることがなかった20代の半ばのこと。当時住んでいた押上駅から、まるで取り憑かれたように浅草まで毎日歩いていました。

そのときと同じ道を、数年ぶりにまた歩いてみようと思ったのです。

あのときあったお店や看板はほとんどなくなって、街の景色はすっかり変わってしまったけれど、道は変わらずそこにある。ゴールである浅草の隅田川は、昔と変わらずキラキラと光を放ち、自分を受け入れてくれるように感じました。

これからきっと、周りの人も環境も、そして自分自身でさえも変わってしまう。自分がどこに向かって歩けばいいのか、わからなくなることもある。でもそんなとき、この道を歩けばいつでも自分を取り戻せる。そう強く思わせてくれた、かつての散歩道でした。

### いつか来た道をたどる散歩で、心の風景を広げよう!

散歩はシンプルだけどパワフルなリハビリ方法です。気持ちが落ち込んでいるときは動けませんが、少し回復したら外に出る絶好のタイミング。ただ歩くだけで心が軽くなるはず。とくに、街や自然の変化を感じながら歩くと視野が広がります。歩くスピードや距離を無理に変えなくてもOK。自分に合った散歩コースを見つけることで、心身ともにリフレッシュできるでしょう。

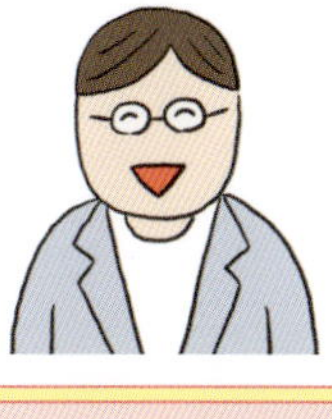

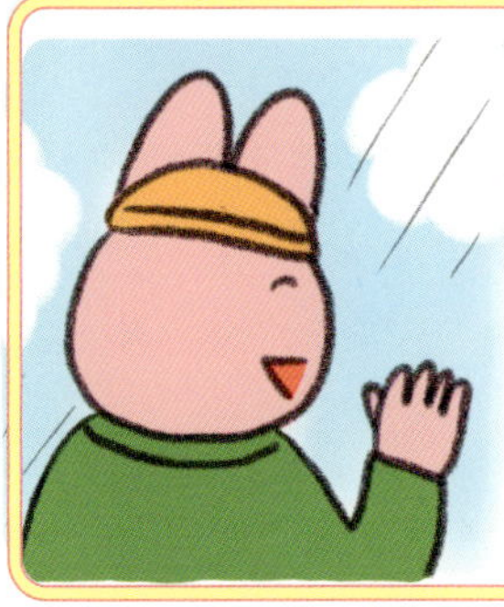

# 閉塞感を破りたくて都庁の展望室から一望してみた

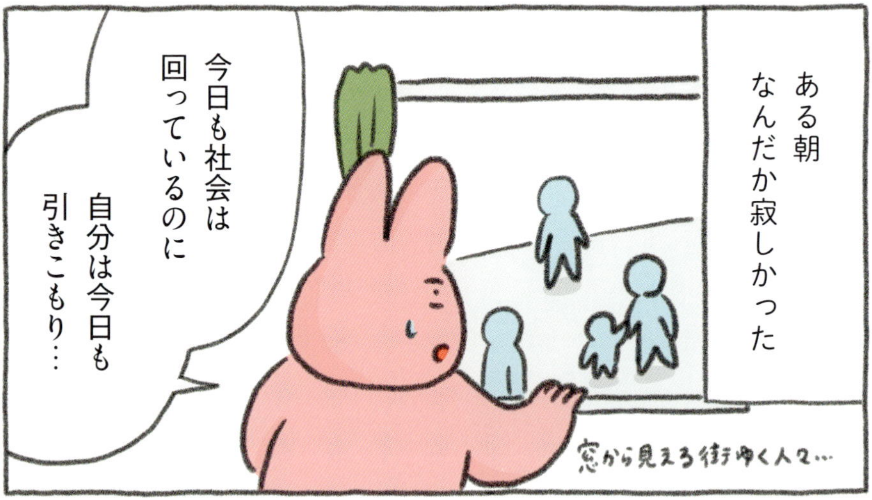
ある朝
なんだか寂しかった
今日も社会は
回っているのに
自分は今日も
引きこもり…
窓から見える街ゆく人々…

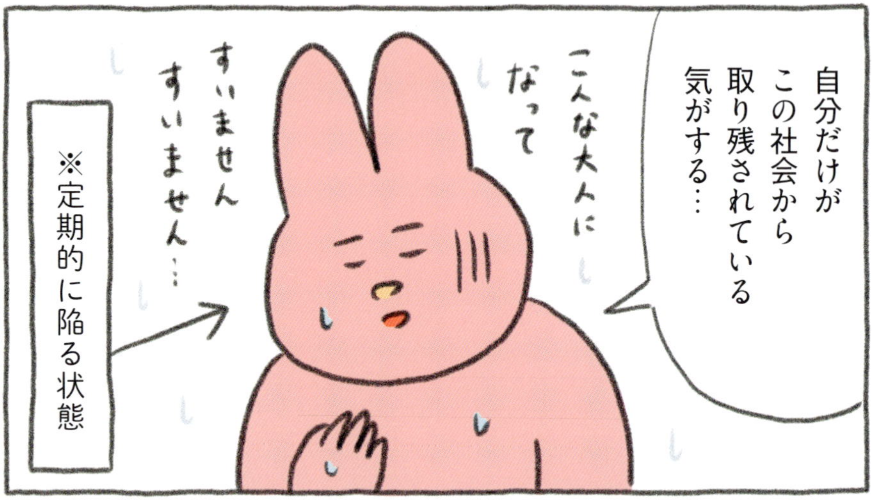
自分だけが
この社会から
取り残されている
気がする…
こんな大人に
なって
すいません
すいません…
※定期的に陥る状態

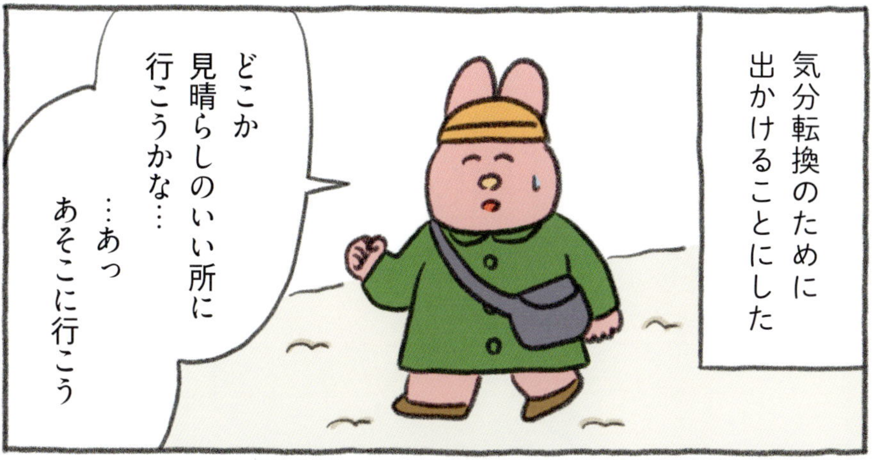
気分転換のために出かけることにした
どこか見晴らしのいい所に行こうかな…
…あっ あそこに行こう

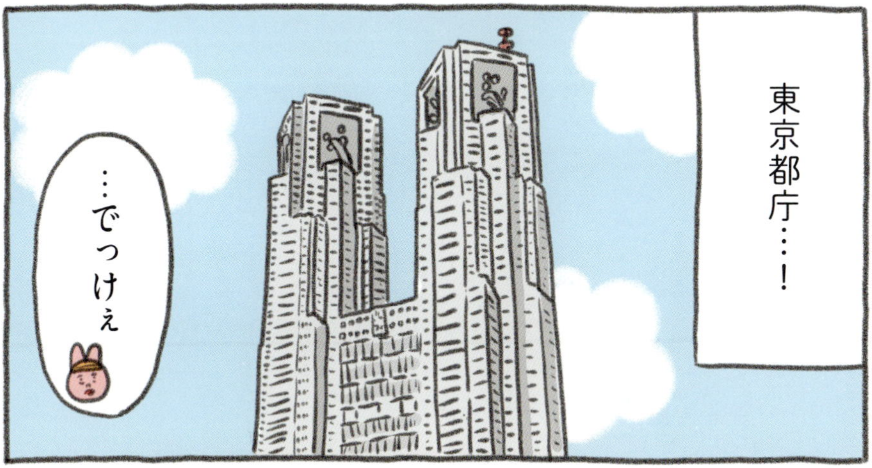
東京都庁…！
…でっけぇ

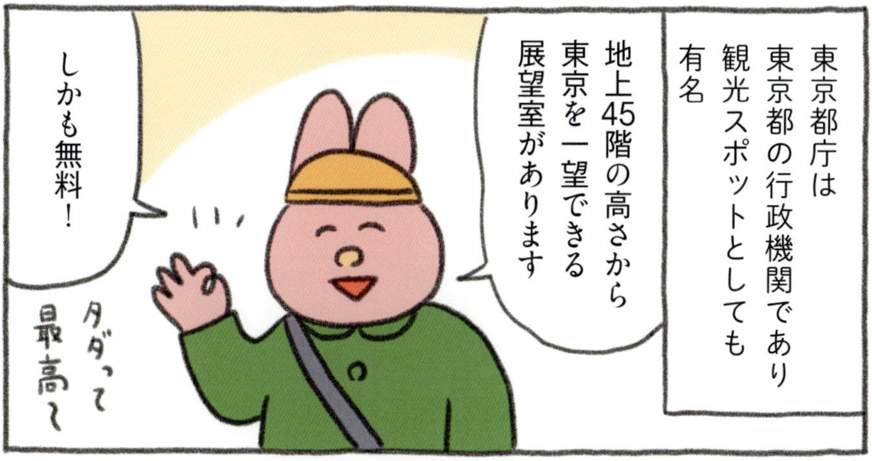
東京都庁は東京都の行政機関であり観光スポットとしても有名
地上45階の高さから東京を一望できる展望室があります
しかも無料！
タダって最高〜

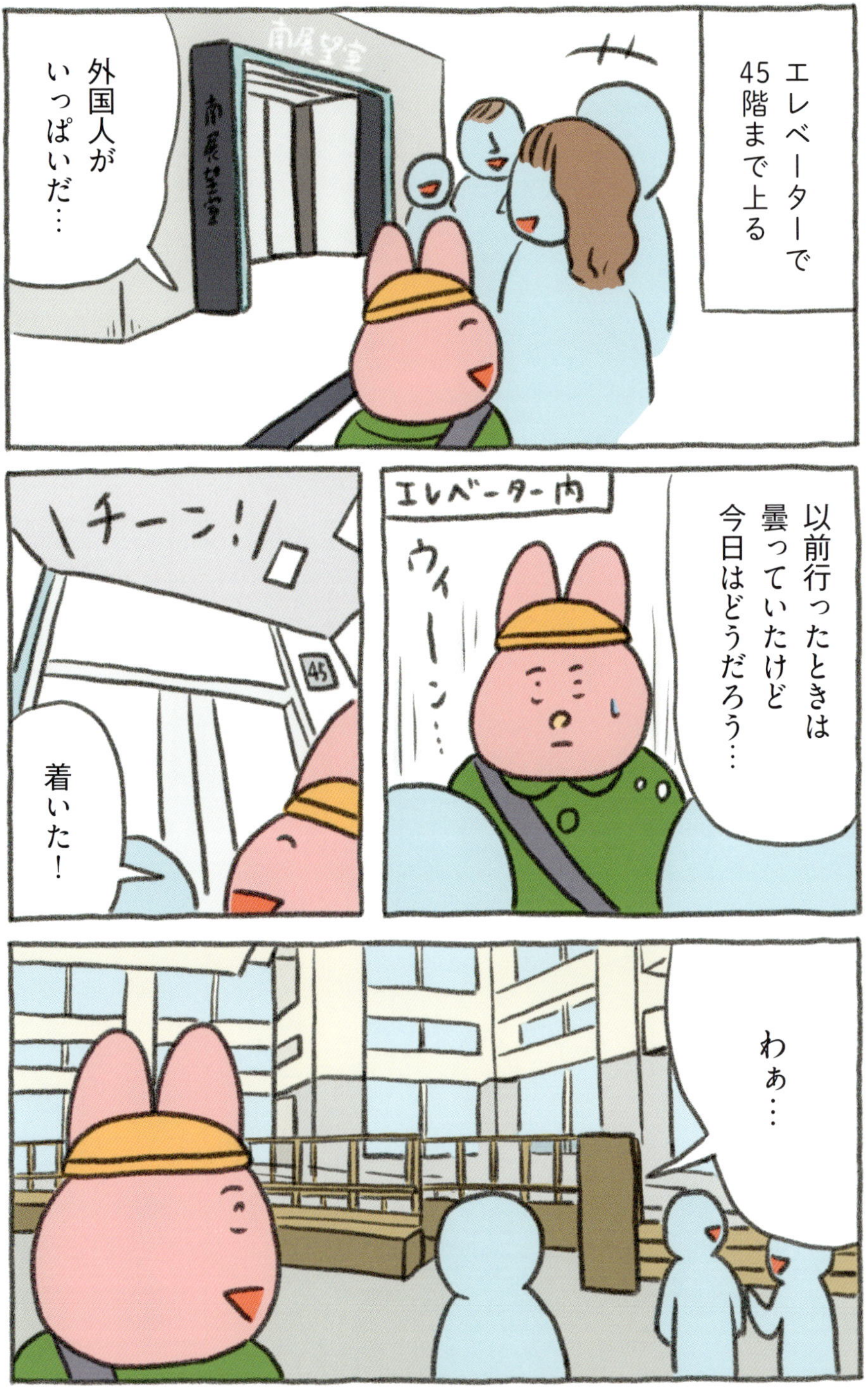
エレベーターで45階まで上る
南展望室
外国人がいっぱいだ…
エレベーター内
以前行ったときは曇っていたけど今日はどうだろう…
ウィーン…
チーン!
45
着いた!
わぁ…

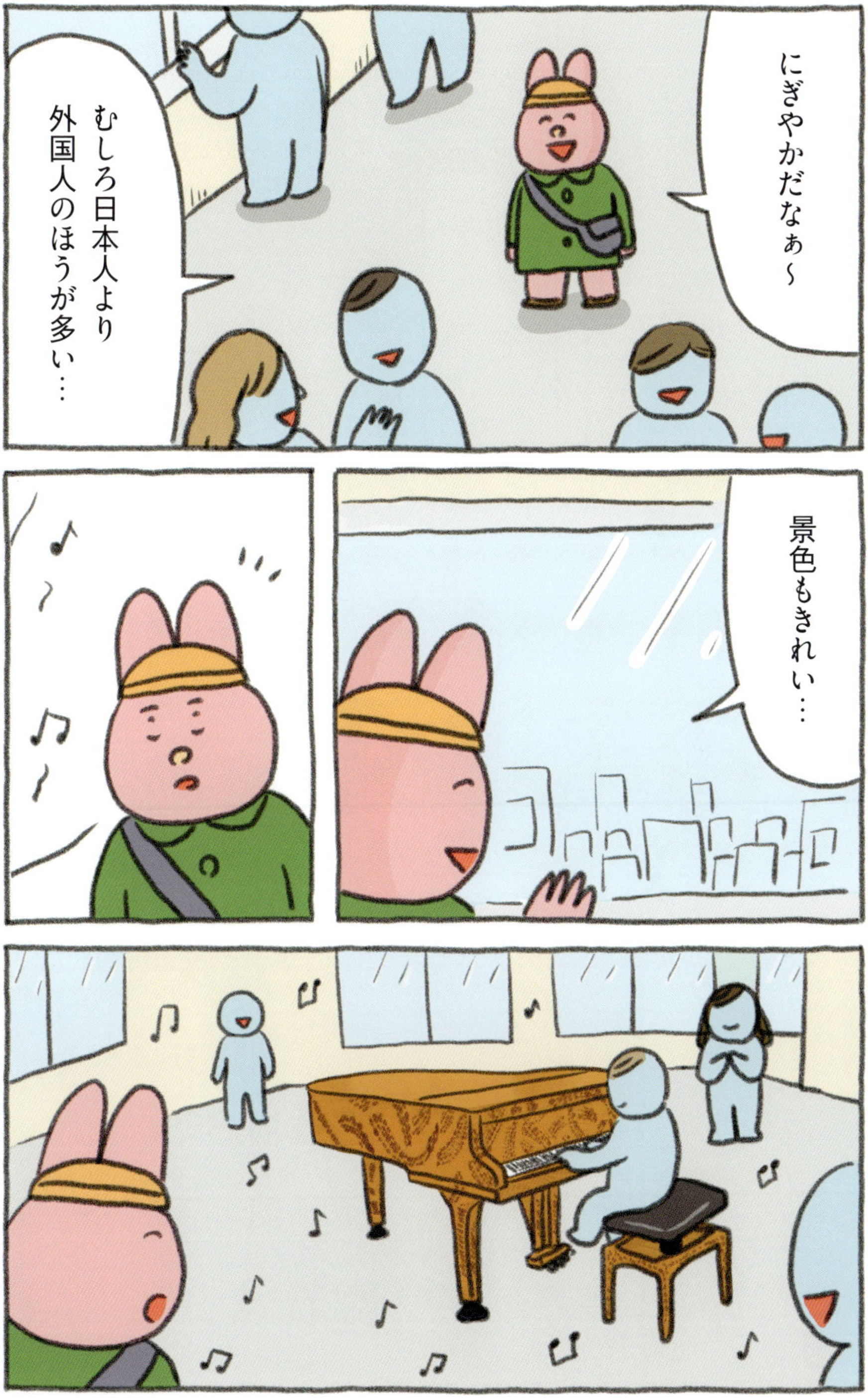
にぎやかだなぁ～
むしろ日本人より外国人のほうが多い…
景色もきれい…

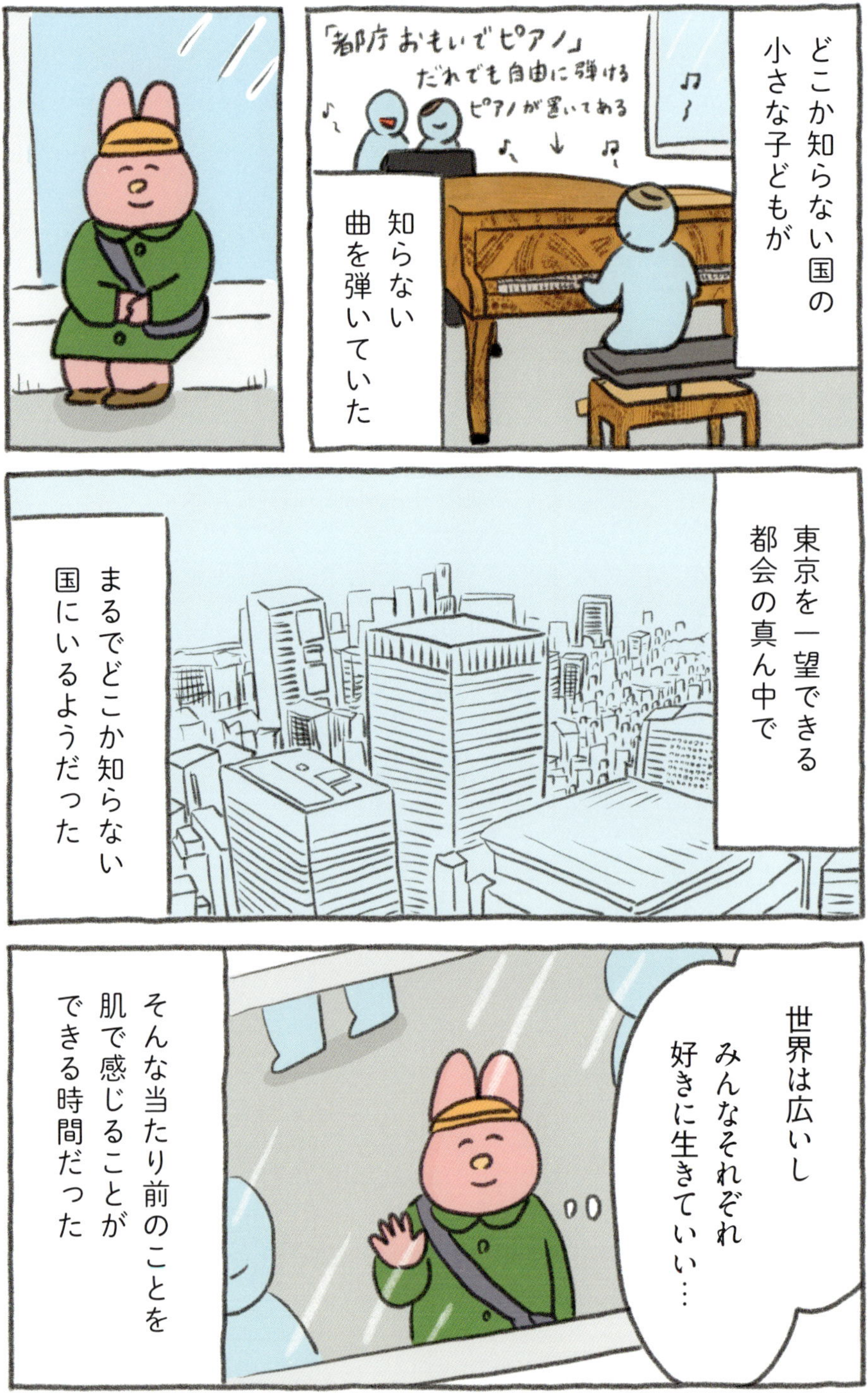
どこか知らない国の
小さな子どもが
「都庁おもいでピアノ」
だれでも自由に弾けるピアノが置いてある
知らない
曲を弾いていた
東京を一望できる
都会の真ん中で
まるでどこか知らない
国にいるようだった
世界は広いし
みんなそれぞれ
好きに生きていい…
そんな当たり前のことを
肌で感じることが
できる時間だった

# 閉塞感を破りたくて都庁の展望室から一望してみた

おすすめ度 ★★★ ／ かかった費用 0円

## 高い場所で視界を広げ凝り固まった視点をリセット

昔から、高いところが好き。とくに高い場所から、街や川を眺めながら、ボーッとする時間が大好きです。

でも、東京タワーも、東京スカイツリーも、今流行りの渋谷スカイも、展望台に上るにはやっぱりお金がかかる……。できればもっと安く、ふらっと立ち寄りたいのが本音だったりします。

そんな自分のような人におすすめしたいのが、今回漫画で描いた東京都庁の展望室。

地上202mの高さから東京の街を一望できます。予約なしでも入れるし、なんといっても料金はタダ……！（強調）

東京の真ん中なのに、お金をかけずに、楽しく過ごせるおすすめスポットの一つ。漫画で紹介した「都庁おもいでピアノ」は南展望室にあります。休日にいかがでしょうか？

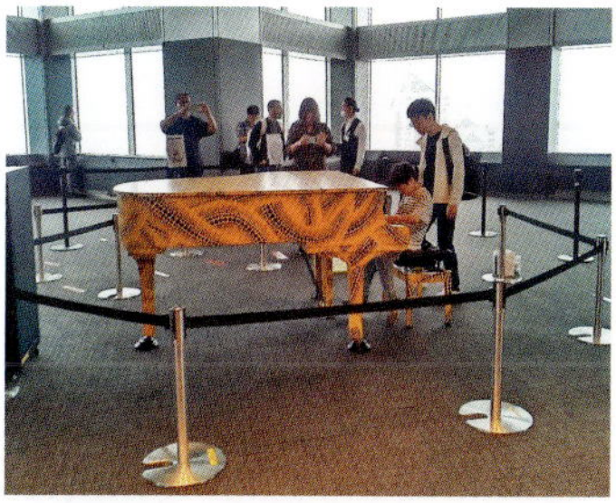

だれでも演奏できる「都庁おもいでピアノ」を演奏するどこかの国の小さな子。すごく上手で聴き惚れてしまいました……。

## 視野を広げて、心の縛りを解放しよう

高い場所から街を見下ろすと、日常の悩みやストレスが小さく感じられることがあります。広い視野で人や街の営みを眺めることで、クローズアップされていた自分の問題が少し遠くに感じられ、心に余裕が生まれるはず。日常の緊張をほぐし、感情の縛りを解き放つ効果も期待できます。無料でアクセスできる都庁の展望室は、心をリフレッシュする絶好のスポットです。

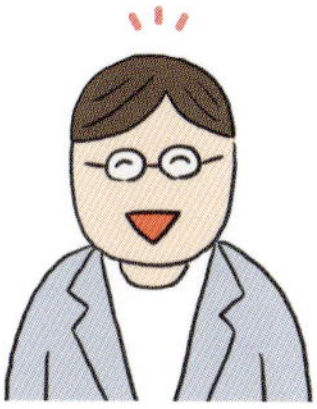

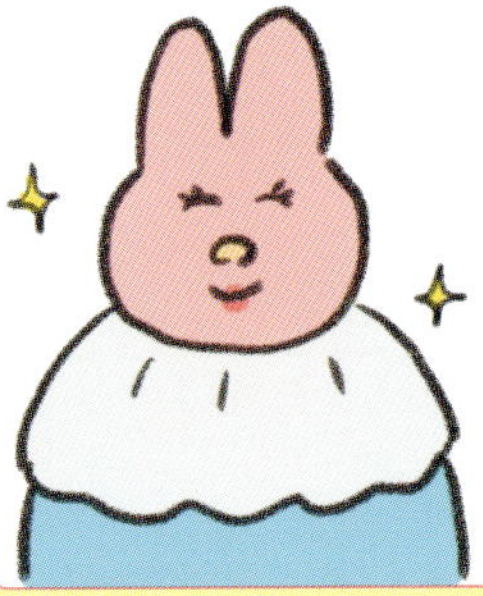

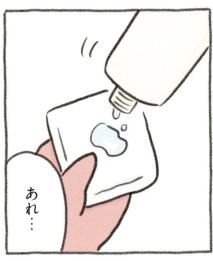

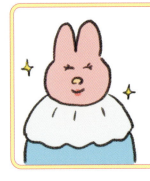

# デパコスメイクで新しい自分になってみた

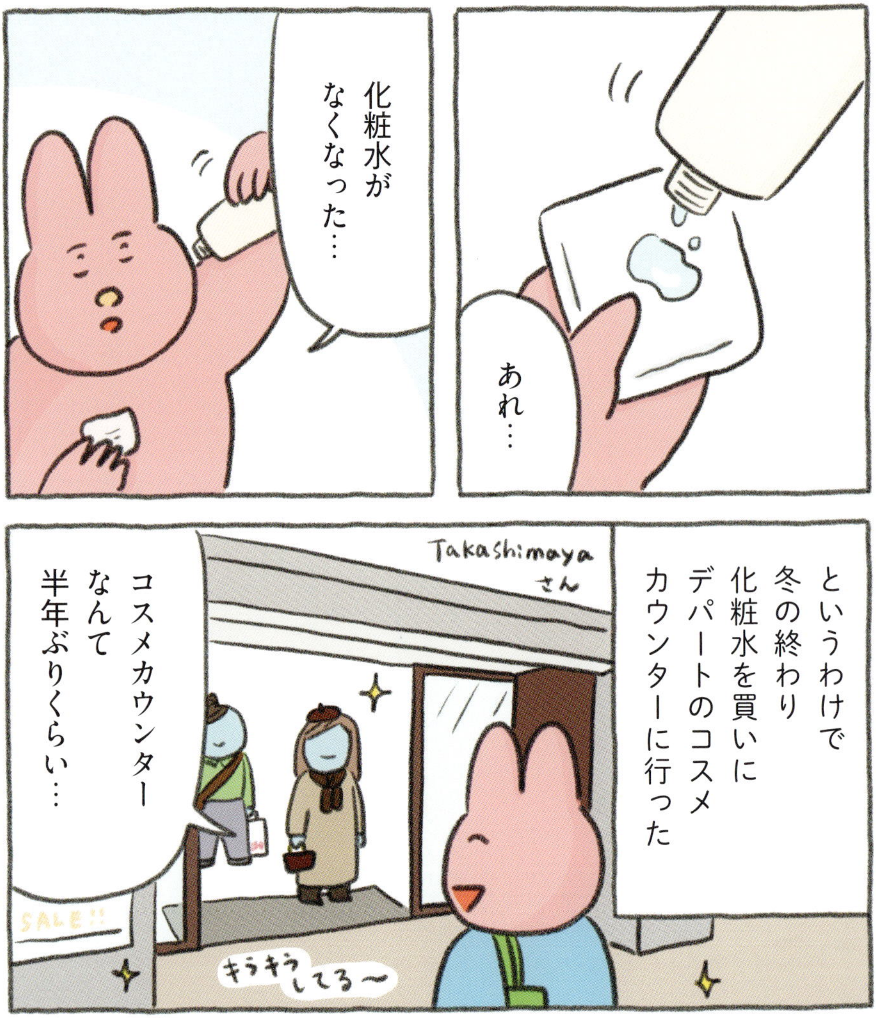

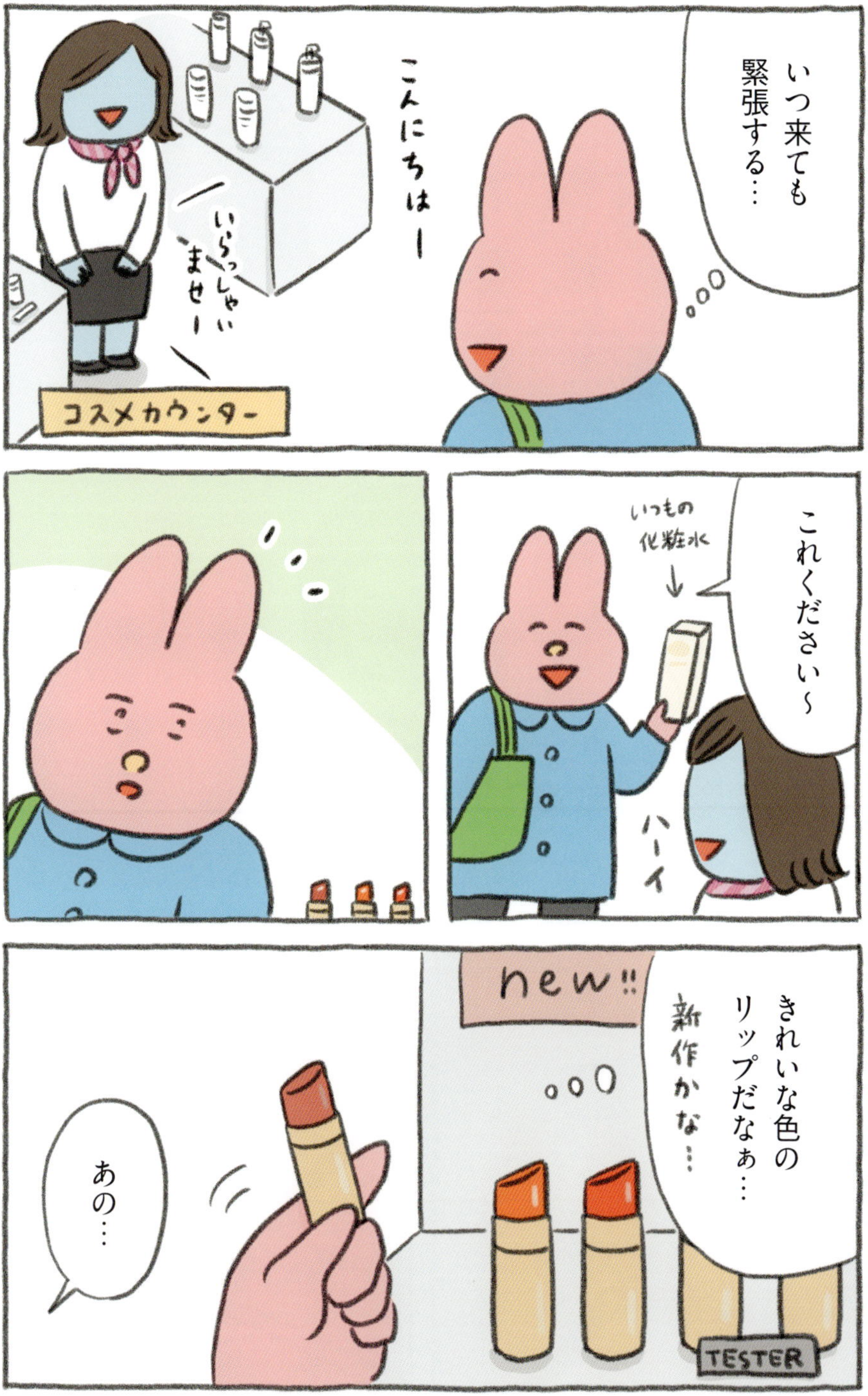
いつ来ても緊張する…
こんにちはー
いらっしゃいませー
コスメカウンター
これください〜
いつもの化粧水
ハーイ
きれいな色のリップだなぁ…新作かな…
new!!
あの…
TESTER

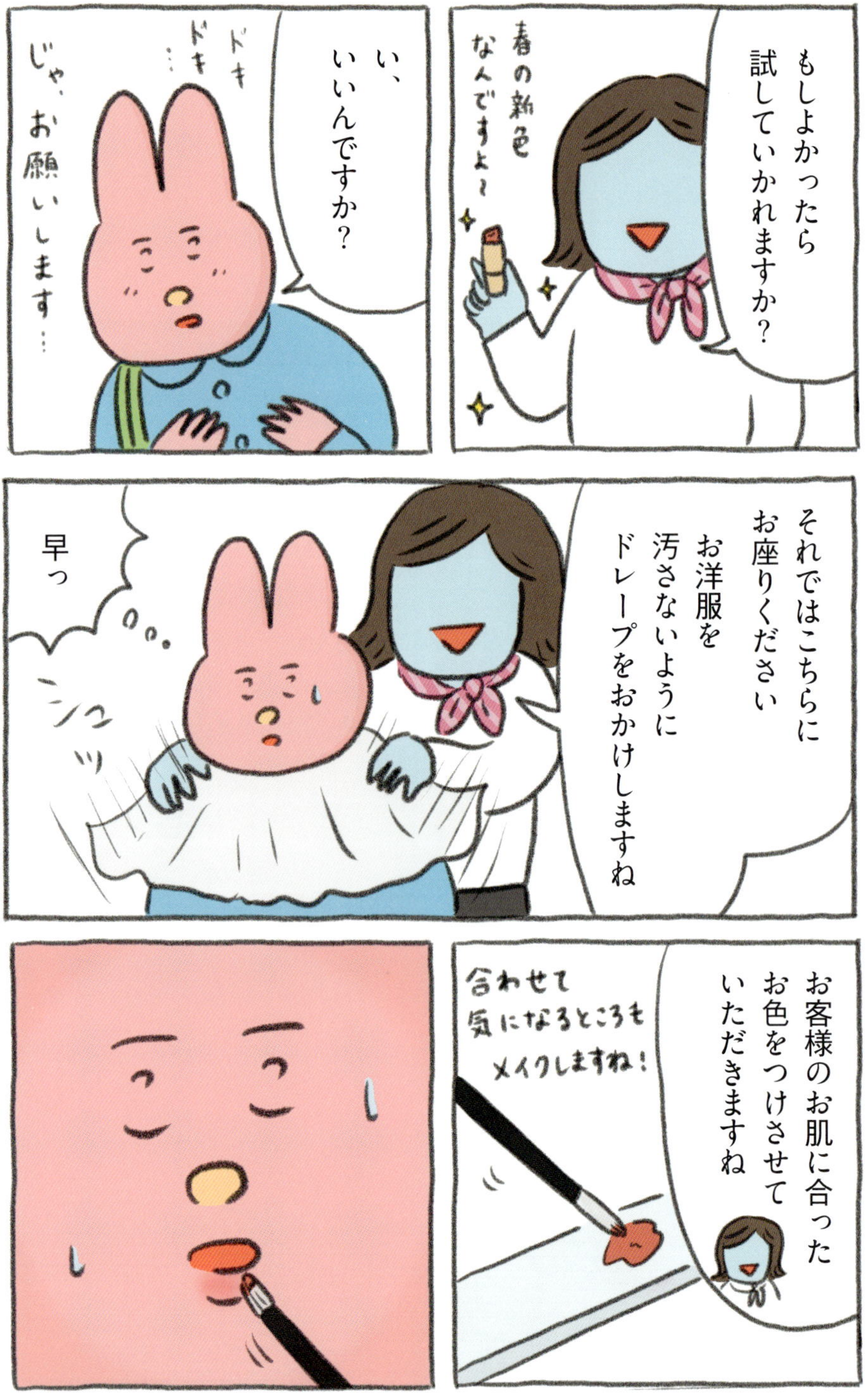
もしよかったら
試していかれますか？
春の新色なんですよ～
い、
いいんですか？
ドキドキ…
じゃ、お願いします…
それではこちらに
お座りください
お洋服を
汚さないように
ドレープをおかけしますね
早っ
シュッ
お客様のお肌に合った
お色をつけさせて
いただきますね
合わせて
気になるところも
メイクしますね！

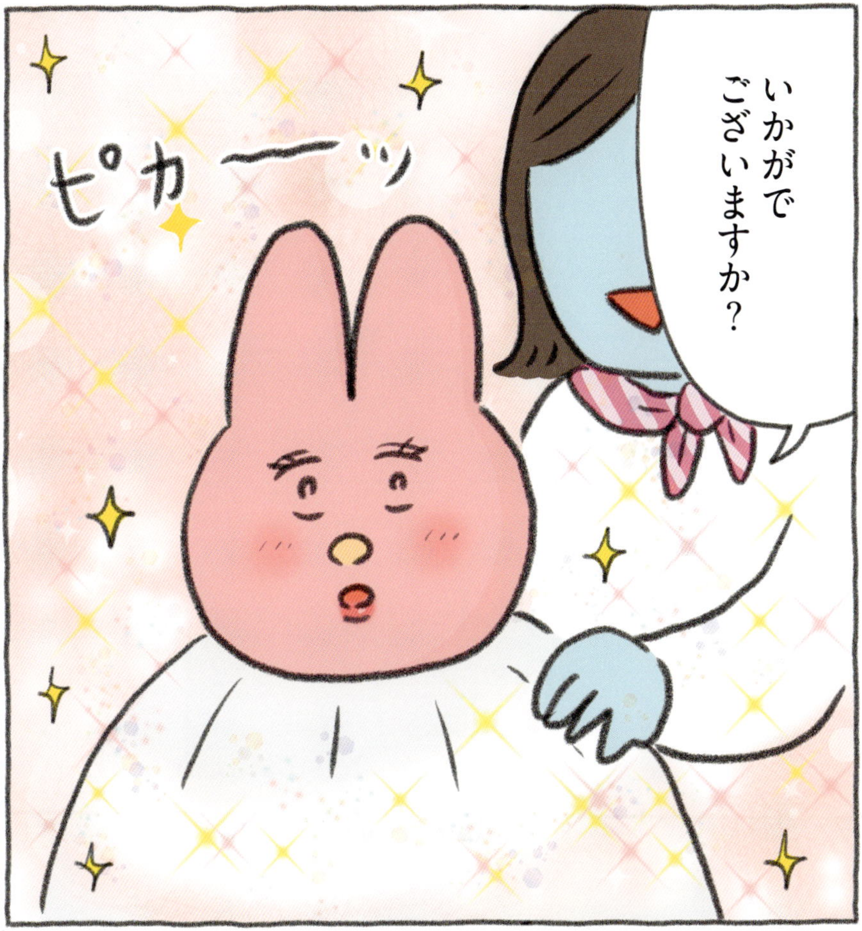
いかがでございますか？
ピカーーッ

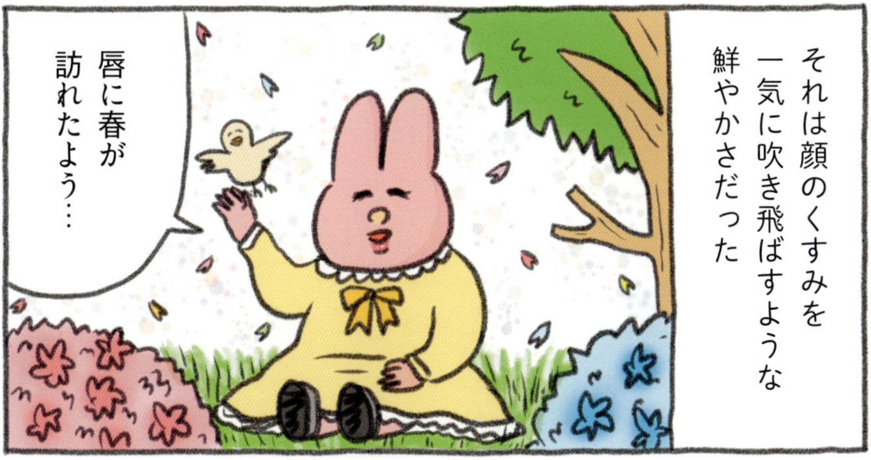
それは顔のくすみを一気に吹き飛ばすような鮮やかさだった
唇に春が訪れたよう…

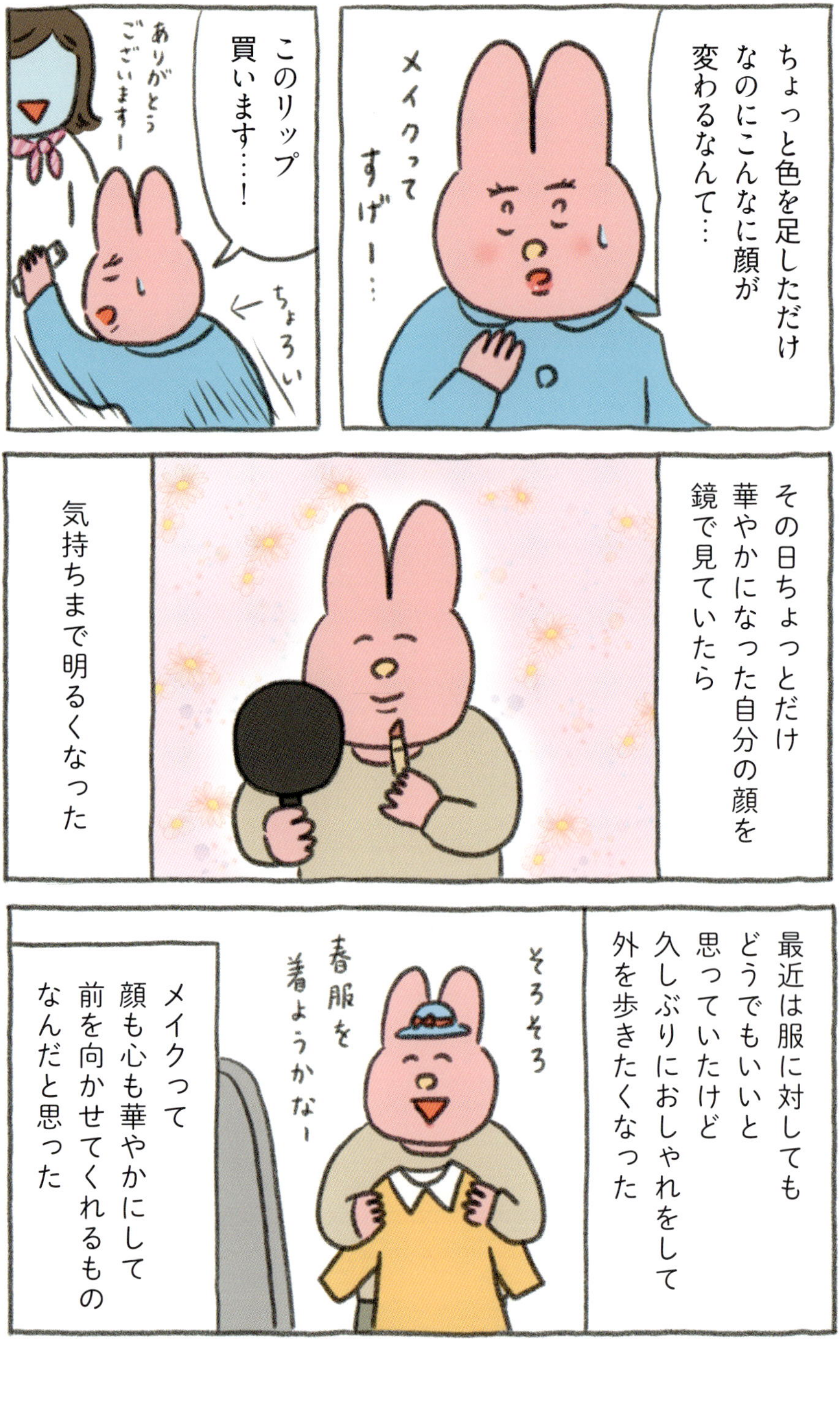
ちょっと色を足しただけ
なのにこんなに顔が
変わるなんて…
メイクって
すげー…
このリップ
買います…！
ありがとう
ございますー
ちょろい
その日ちょっとだけ
華やかになった自分の顔を
鏡で見ていたら
気持ちまで明るくなった
最近は服に対しても
どうでもいいと
思っていたけど
久しぶりにおしゃれをして
外を歩きたくなった
そろそろ
春服を
着ようかなー
メイクって
顔も心も華やかにして
前を向かせてくれるもの
なんだと思った

# デパコスメイクで新しい自分になってみた

おすすめ度 ★★☆ ／ かかった費用 4080円（リップ代）

## 気持ちが落ちているときこそメイクで小さな魔法をかけて

コスメカウンターでメイクをしてもらったのは数年ぶり。

ビシッと決めたきれいな美容部員のお姉さんに、まったく手入れしていない素肌を見せるのは恥ずかしかったけれど、お姉さんのスゴ技もあって、生まれ変わったみたいにきれいにしてもらえたのが嬉しかったです。

このとき、実はリップのほかにも、アイシャドウ、ファンデーション、チーク、パウダーをつけてもらいました。

ふわふわのブラシでやさしく、ていねいに自分の顔を彩ってもらう瞬間は格別でした。そう、まるで自分がこの世界の主人公であり、世界から祝福されているような贅沢な気持ちになったほど（笑）。でも、きっとそういう気持ちってすごく大切だと思うんですよね。

気持ちが落ちているときは、自分にまったく自信が持てなくなってしまうもの。でもそんなときこそ、自信を取り戻す小さなきっかけを与えてくれるものがメイクなのだと思います。たとえ自己満足に過ぎないのだとしても、どんどんメイクはしたほうがいいし、やっぱりメイクの力は偉大だわ……！

### メイクが自分の生き方に自信を与えてくれる

自信には「何かができるようになる」「仲間に認められる」「自分の素質や生き方に自信を持つ」の3つの種類があります。メイクはこの中で、自分の素質や生き方に対する自信をサポートしてくれるもの。プロによるメイクは新しい自分を発見し、自信を取り戻すきっかけになるはず。気分が落ち込んでいるときこそ、メイクの力を借りて心を彩るのは、とてもよい選択だと思います。

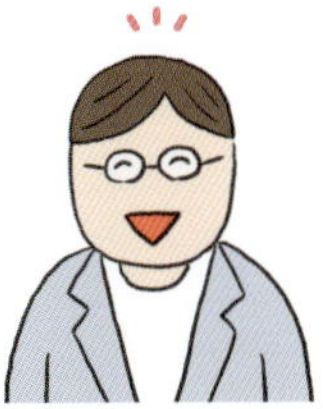

# 体の内側から元気になりたくて薬膳料理を習ってみた

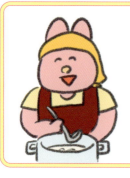

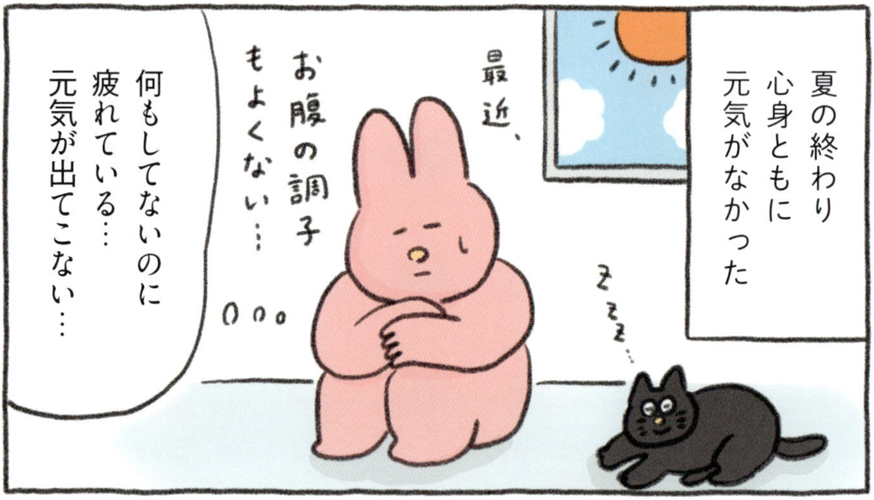
夏の終わり
心身ともに
元気がなかった
最近、
お腹の調子
もよくない…
何もしてないのに
疲れている…
元気が出てこない…
zzz…

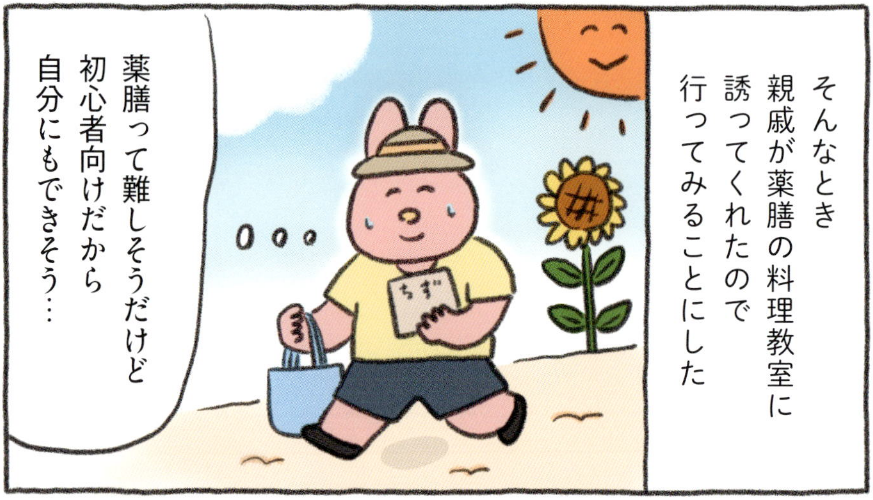
そんなとき
親戚が薬膳の料理教室に
誘ってくれたので
行ってみることにした
ちず
薬膳って難しそうだけど
初心者向けだから
自分にもできそう…

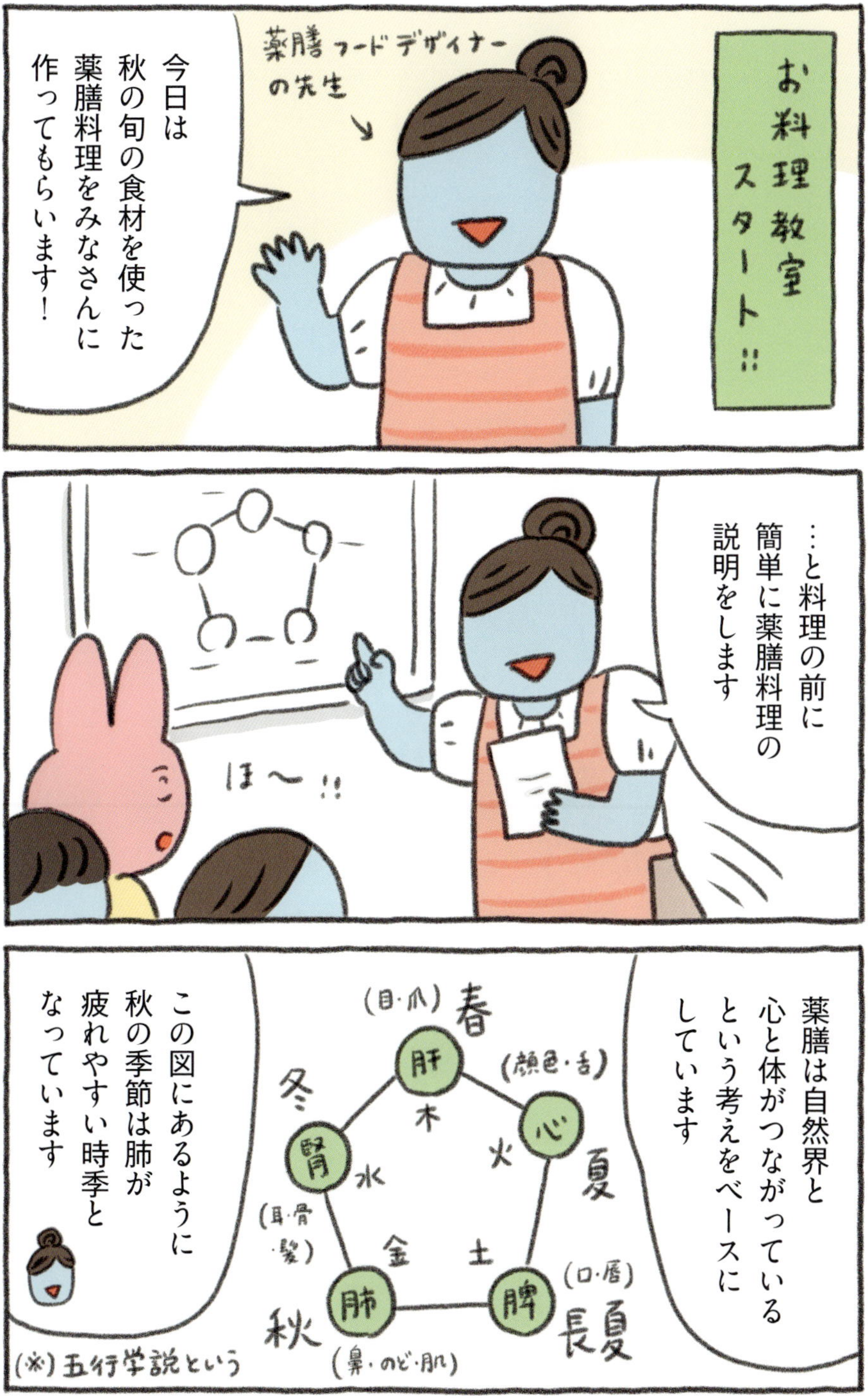
お料理教室スタート!!
薬膳フードデザイナーの先生
今日は秋の旬の食材を使った薬膳料理をみなさんに作ってもらいます!
…と料理の前に簡単に薬膳料理の説明をします
ほ〜!!
薬膳は自然界と心と体がつながっているという考えをベースにしています
春
(目・爪)
肝
木
夏
(顔色・舌)
心
火
長夏
(口・唇)
脾
土
秋
(鼻・のど・肌)
肺
金
冬
(耳・骨・髪)
腎
水
この図にあるように秋の季節は肺が疲れやすい時季となっています
(※)五行学説という

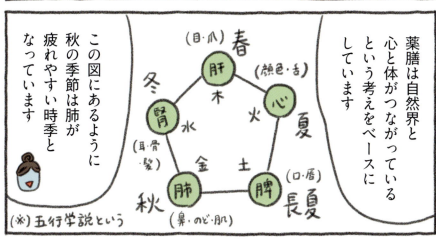

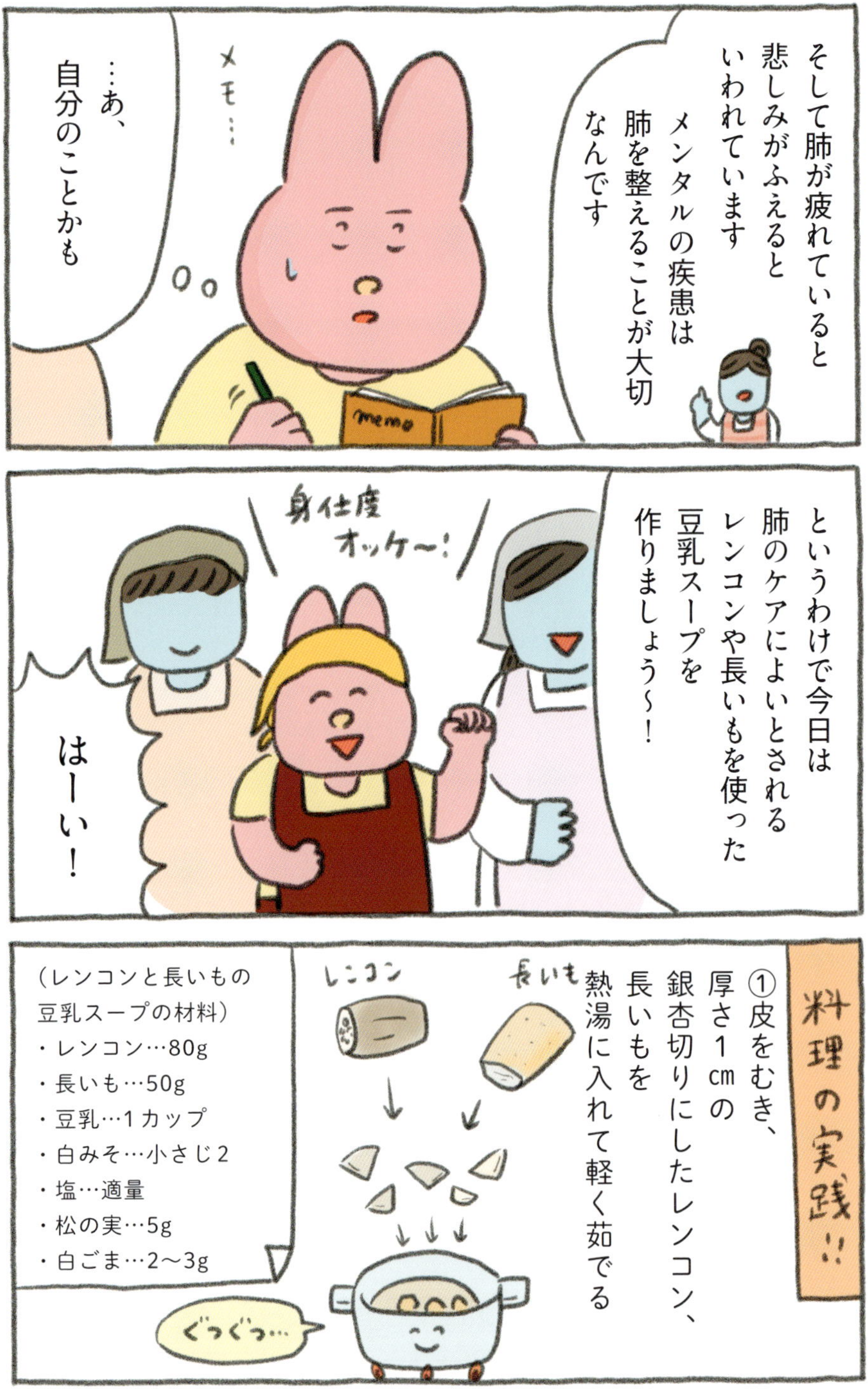

そして肺が疲れていると悲しみがふえるといわれています
メンタルの疾患は肺を整えることが大切なんです
メモ…
…あ、自分のことかも
というわけで今日は肺のケアによいとされるレンコンや長いもを使った豆乳スープを作りましょう〜！
身仕度オッケ〜！
はーい！
料理の実践!!
①皮をむき、厚さ1㎝の銀杏切りにしたレンコン、長いもを熱湯に入れて軽く茹でる
レンコン
長いも
（レンコンと長いもの豆乳スープの材料）
・レンコン…80g
・長いも…50g
・豆乳…1カップ
・白みそ…小さじ2
・塩…適量
・松の実…5g
・白ごま…2〜3g
ぐつぐつ…

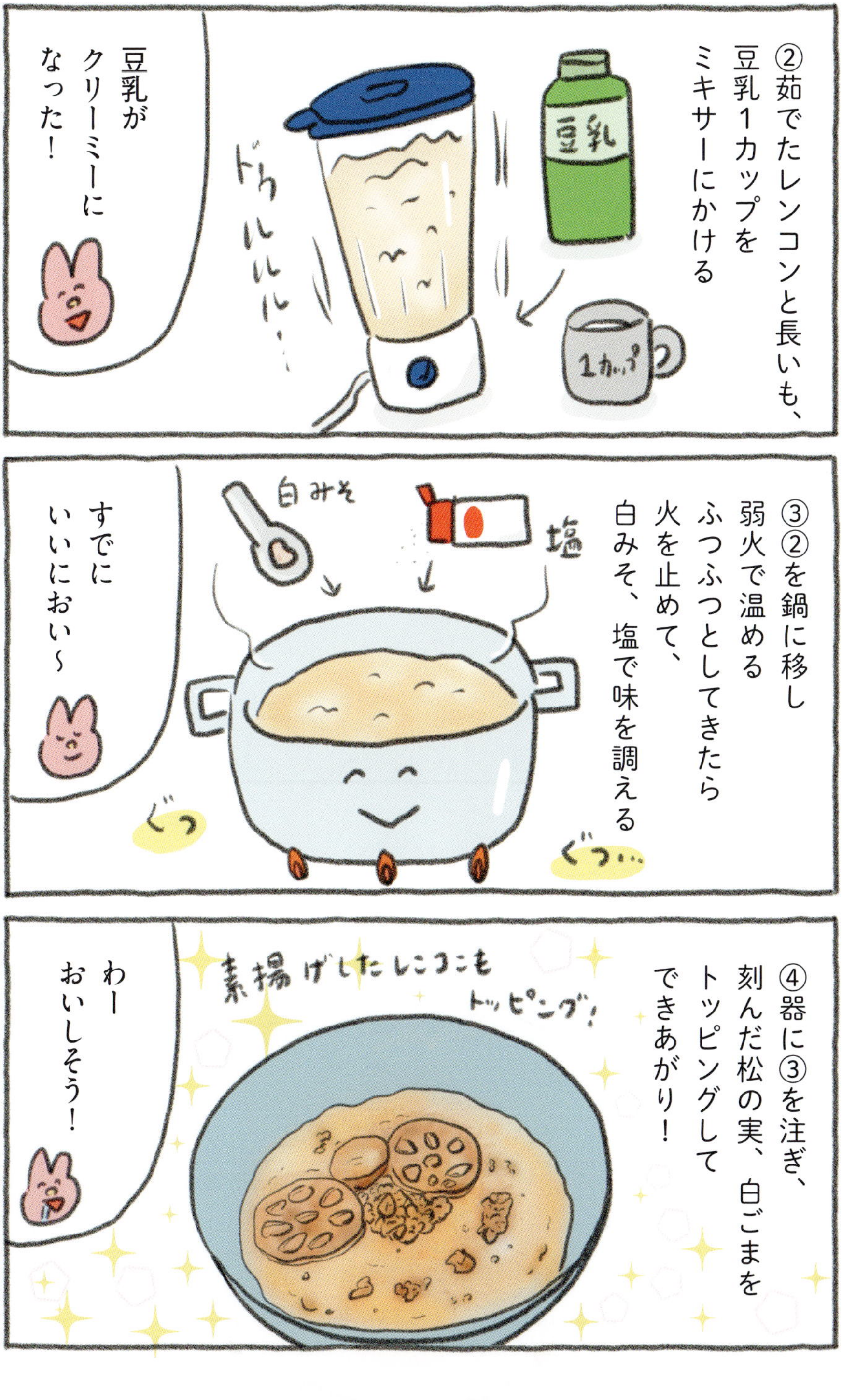
②茹でたレンコンと長いも、豆乳1カップをミキサーにかける
豆乳
1カップ
ドゥルルルル…
豆乳がクリーミーになった！
③②を鍋に移し弱火で温めるふつふつとしてきたら火を止めて、白みそ、塩で味を調える
塩
白みそ
ぐつ…
ぐつ
すでにいいにおい～
④器に③を注ぎ、刻んだ松の実、白ごまをトッピングしてできあがり！
素揚げしたレンコンもトッピング！
わーおいしそう！

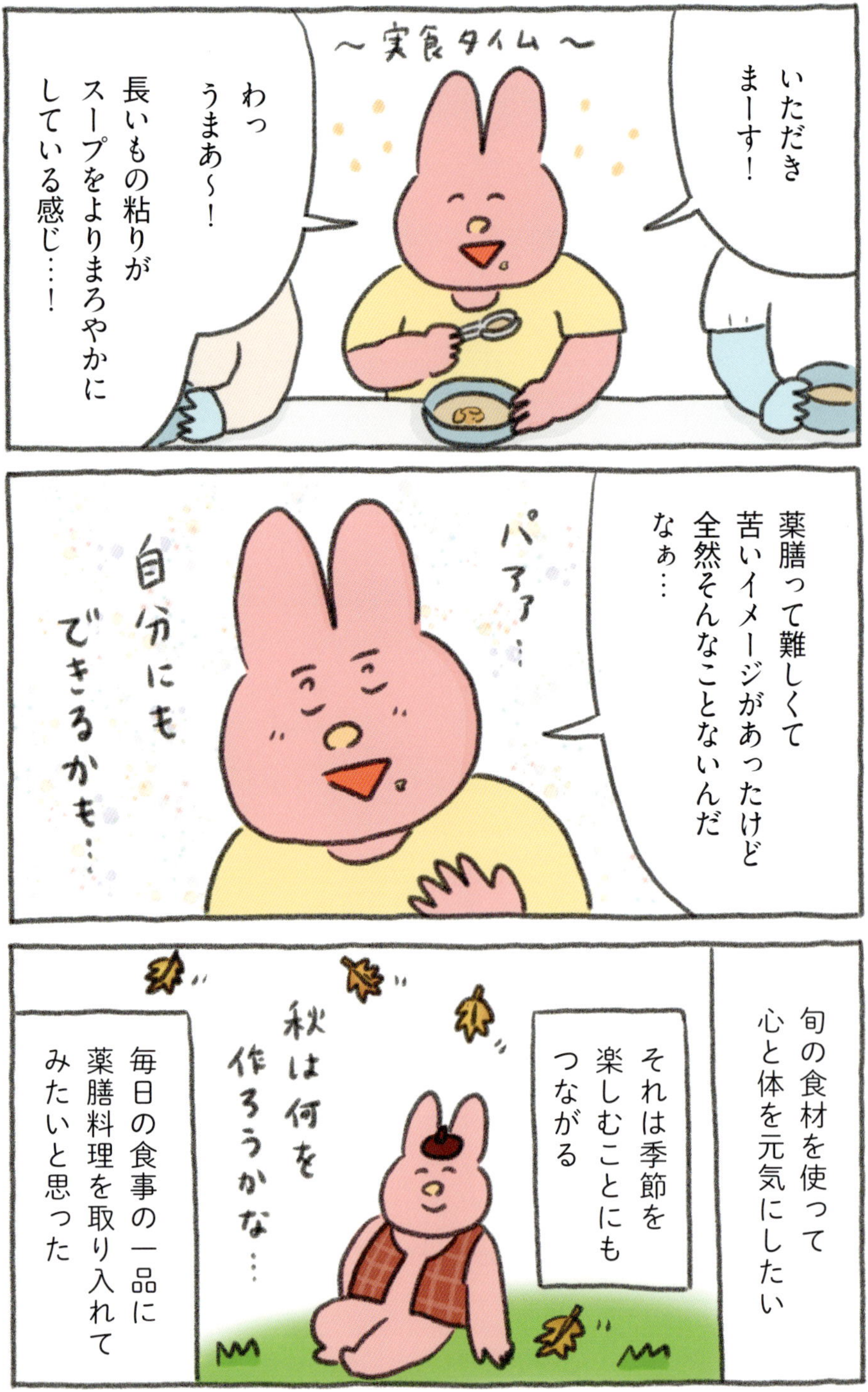
〜実食タイム〜
いただきまーす！
わっ うまあ〜！ 長いもの粘りがスープをよりまろやかにしている感じ…！
薬膳って難しくて苦いイメージがあったけど全然そんなことないんだなぁ…
パアア…
自分にもできるかも…
旬の食材を使って心と体を元気にしたい
それは季節を楽しむことにもつながる
秋は何を作ろうかな…
毎日の食事の一品に薬膳料理を取り入れてみたいと思った

# 体の内側から元気になりたくて 薬膳料理を習ってみた

おすすめ度 ★★★ ／ かかった費用 6600円（受講料）

## エネルギーが不足しているときは食べ物で内側から元気を取り戻そう

猛暑にさらされ続けた夏の終わり、常に体がぐったりと疲れていて、なかなか元気な状態に戻れない日々を過ごしていました。

　そのことを薬膳の先生に話したところ、自分はおそらく「気《き》虚《きょ》」という、常にエネルギーが不足していて、疲れやすく、胃もたれしやすい体質ではないか、と教えてもらいました（いわれてみれば思い当たる）。

　夏は、冷たい食べ物を摂取しがちです。とくに自分は、疲れているときにアイスをよく食べます。でも、先生によると、それがあまりよくないとのこと。

　胃腸が弱くなっているときは、できるだけ温かく、消化によいものを食べること。また、補血作用のあるナツメなどは年中食べるといいと聞いたので、ふだんの食事から取り入れていきたいと思います。

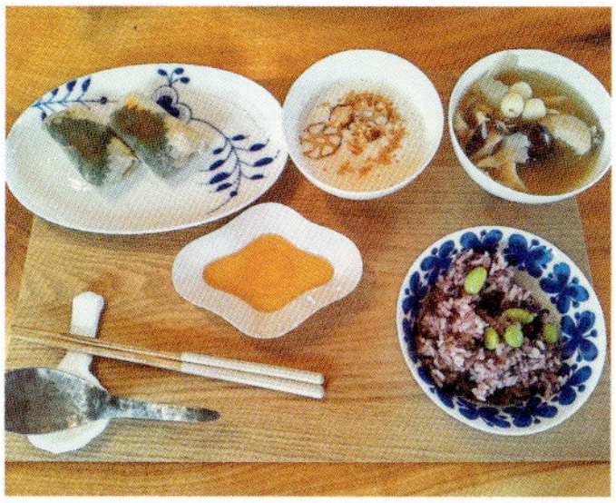

長いもとレンコンの豆乳スープを中心とした献立。素揚げしたレンコンをスープの上にのせると、なんともおいしそう……！

### 季節を意識した薬膳料理で、体も心も整える

　薬膳料理は体にやさしいだけでなく、アレンジを加えることで自信を育む手段にもなります。そのままレシピ通りに作るのもよいですが、慣れたら自分なりの工夫を取り入れることで、料理がより楽しくなり、結果として自分を信じる気持ちが生まれます。「これが合いそう」「これでおいしくなる」と感じた工夫が、自己肯定感を高め、メンタルケアにもつながるでしょう。

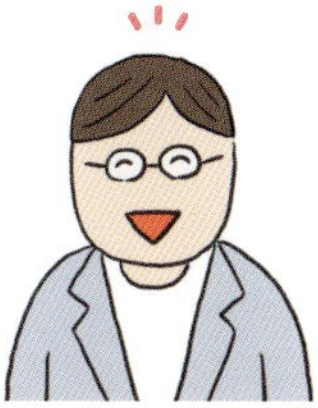

# 傷ついた気持ちを吐き出したくて1人カラオケしてみた

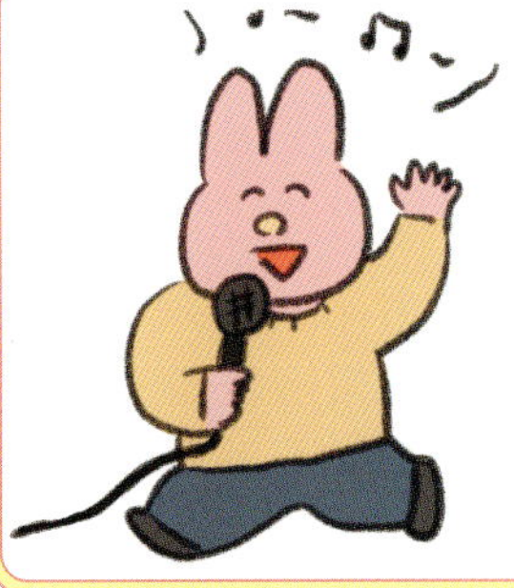

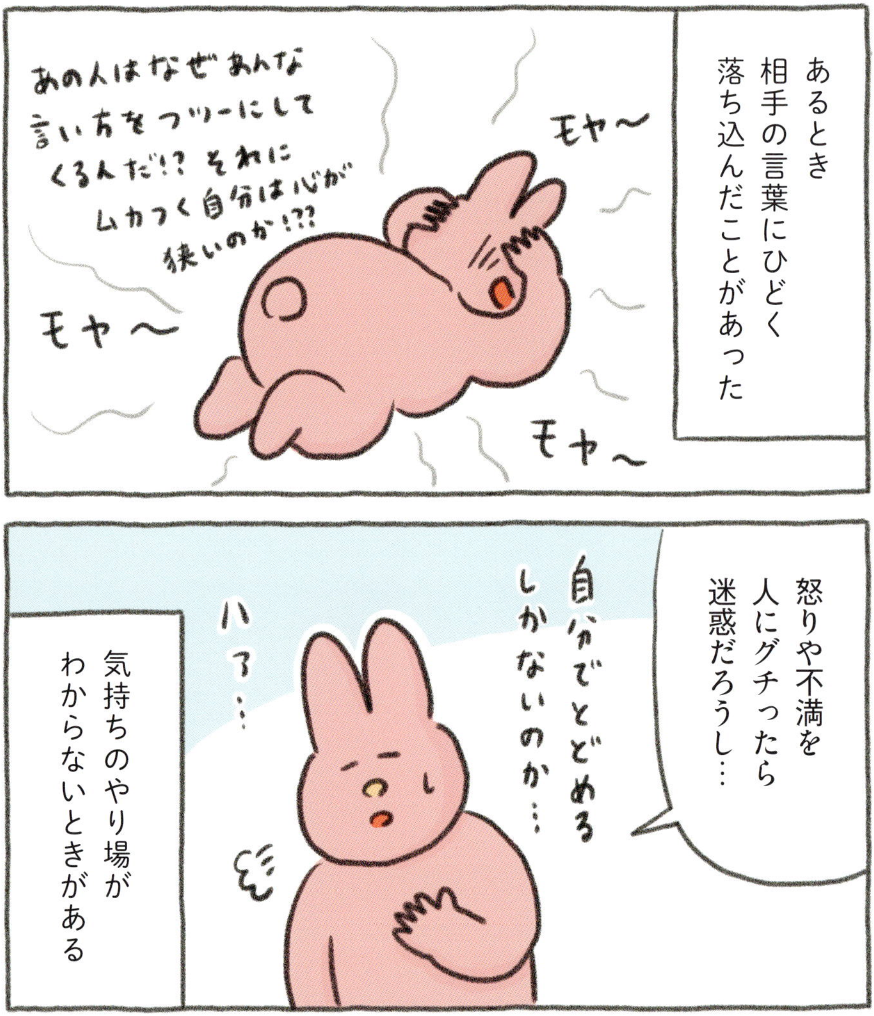

あるとき
相手の言葉にひどく
落ち込んだことがあった
あの人はなぜあんな言い方をフツーにしてくるんだ!? それにムカつく自分は心が狭いのか!??
モヤ〜
モヤ〜
モヤ〜
怒りや不満を
人にグチったら
迷惑だろうし…
自分でとどめるしかないのか…
ハァ…
気持ちのやり場が
わからないときがある

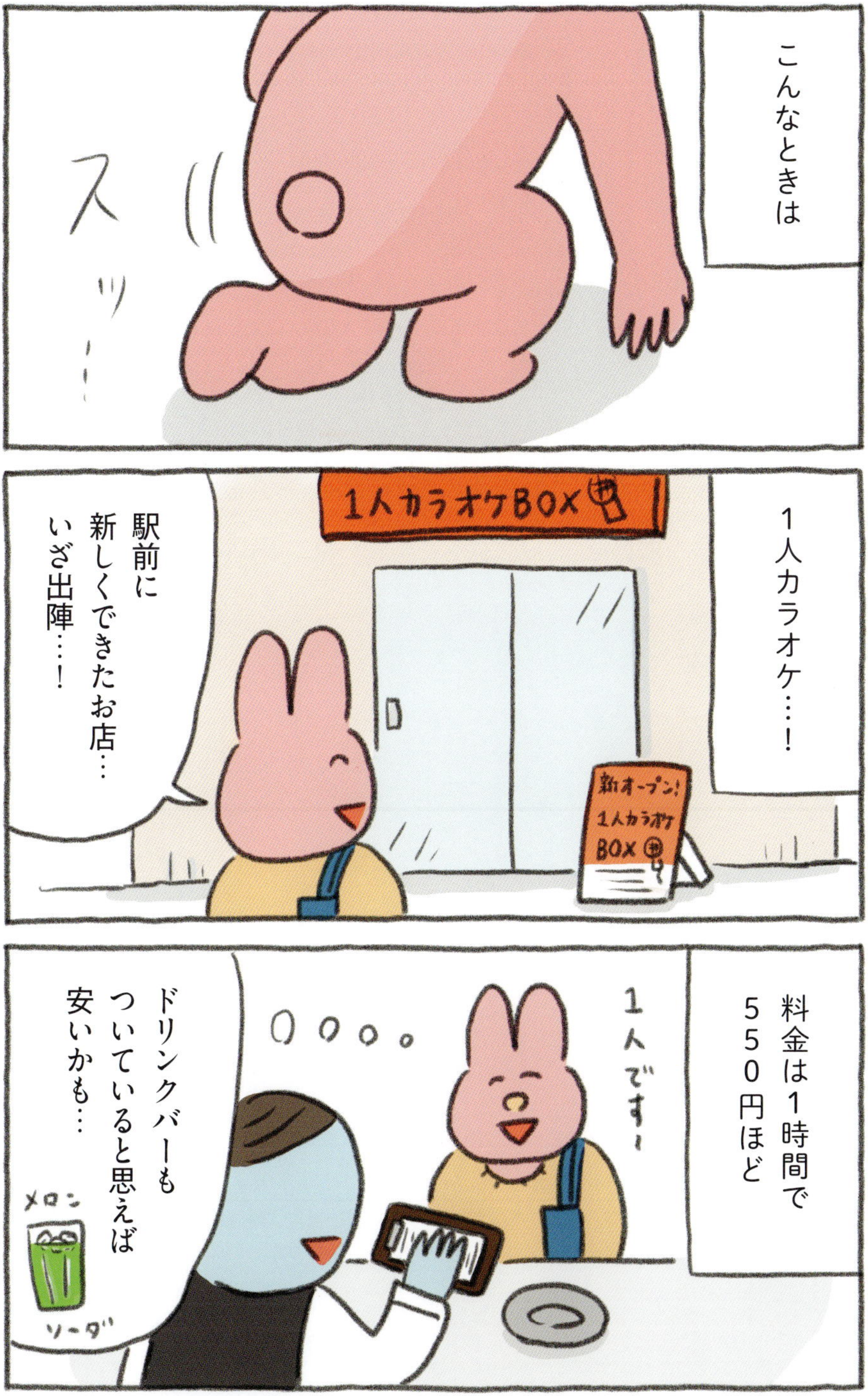
こんなときは
スッ…
1人カラオケ…！
1人カラオケBOX
駅前に新しくできたお店…いざ出陣…！
新オープン！1人カラオケBOX
料金は1時間で550円ほど
1人です～
ドリンクバーもついていると思えば安いかも…
メロンソーダ

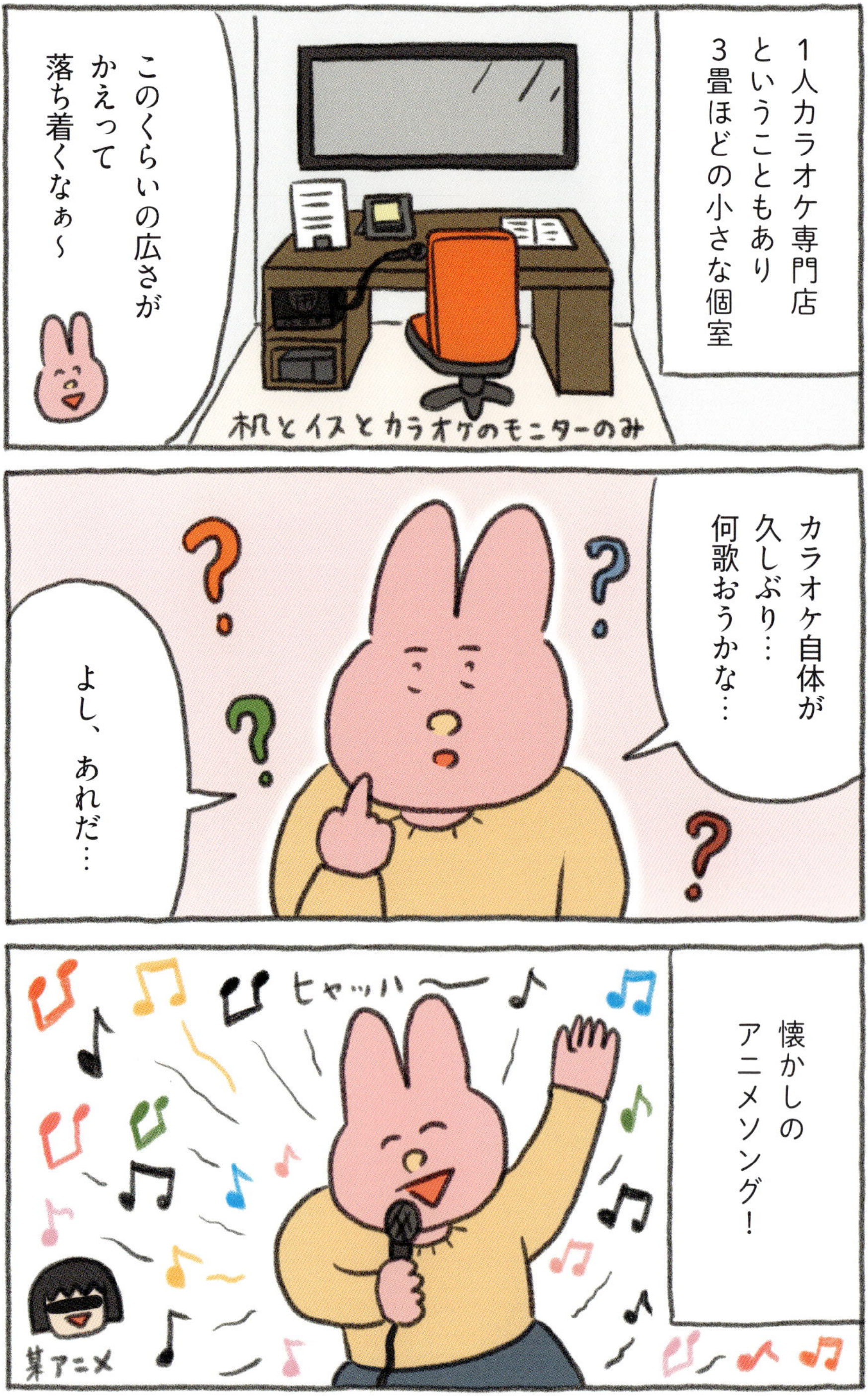

1人カラオケ専門店
ということもあり
3畳ほどの小さな個室
このくらいの広さが
かえって
落ち着くなぁ〜
机とイスとカラオケのモニターのみ
カラオケ自体が
久しぶり…
何歌おうかな…
よし、
あれだ…
懐かしの
アニメソング！
ヒャッハ〜〜
某アニメ

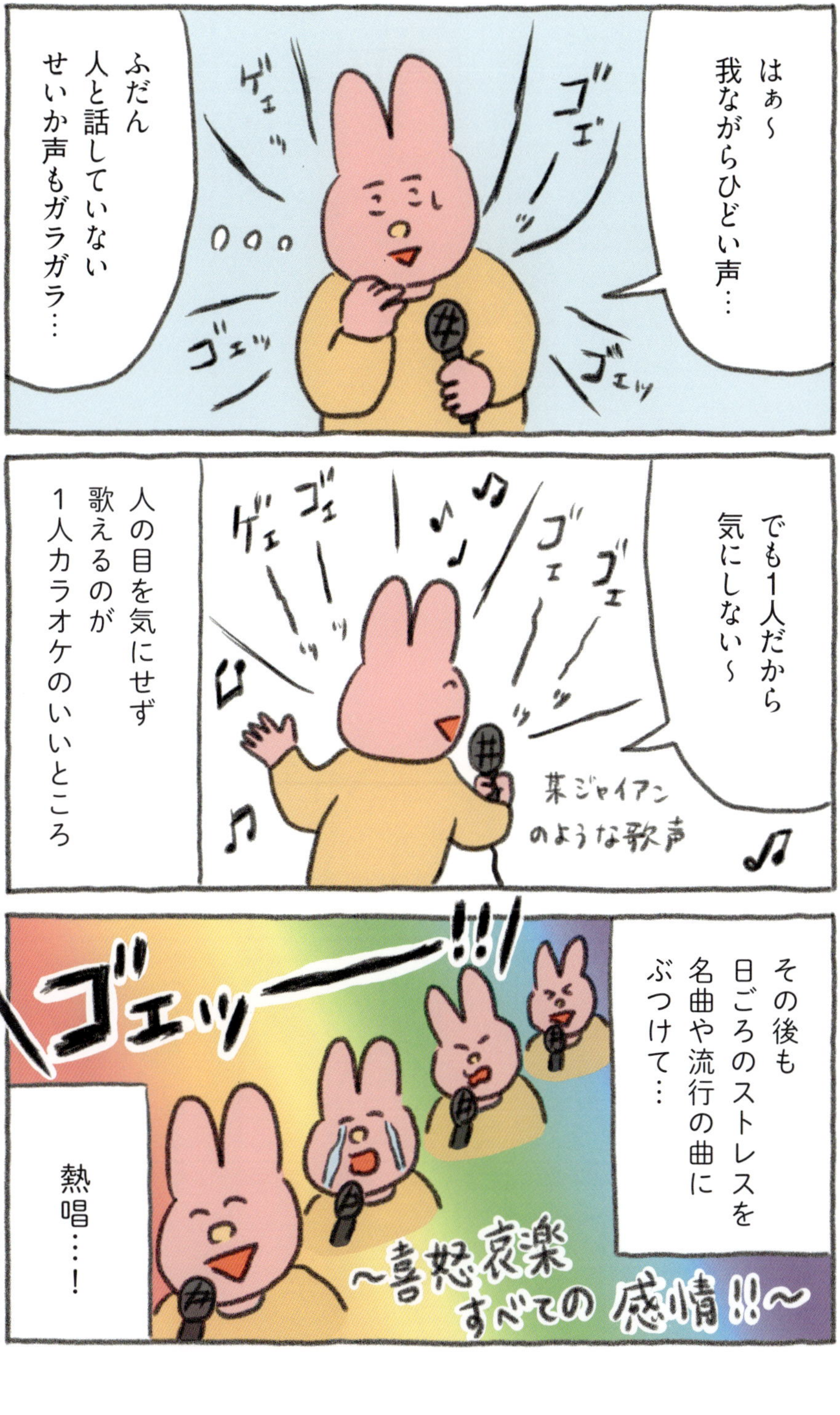
はぁ〜 我ながらひどい声…
ゴェッ
ゲェッ
ゴェッ
ゴェッ
ふだん 人と話していない せいか声もガラガラ…
でも1人だから 気にしない〜
ゴェ
ゴェ
ゴェッ
ゲェッ
某ジャイアンのような歌声
人の目を気にせず 歌えるのが 1人カラオケのいいところ
その後も 日ごろのストレスを 名曲や流行の曲に ぶつけて…
ゴェッーー!!
〜喜怒哀楽 すべての 感情!!〜
熱唱…!

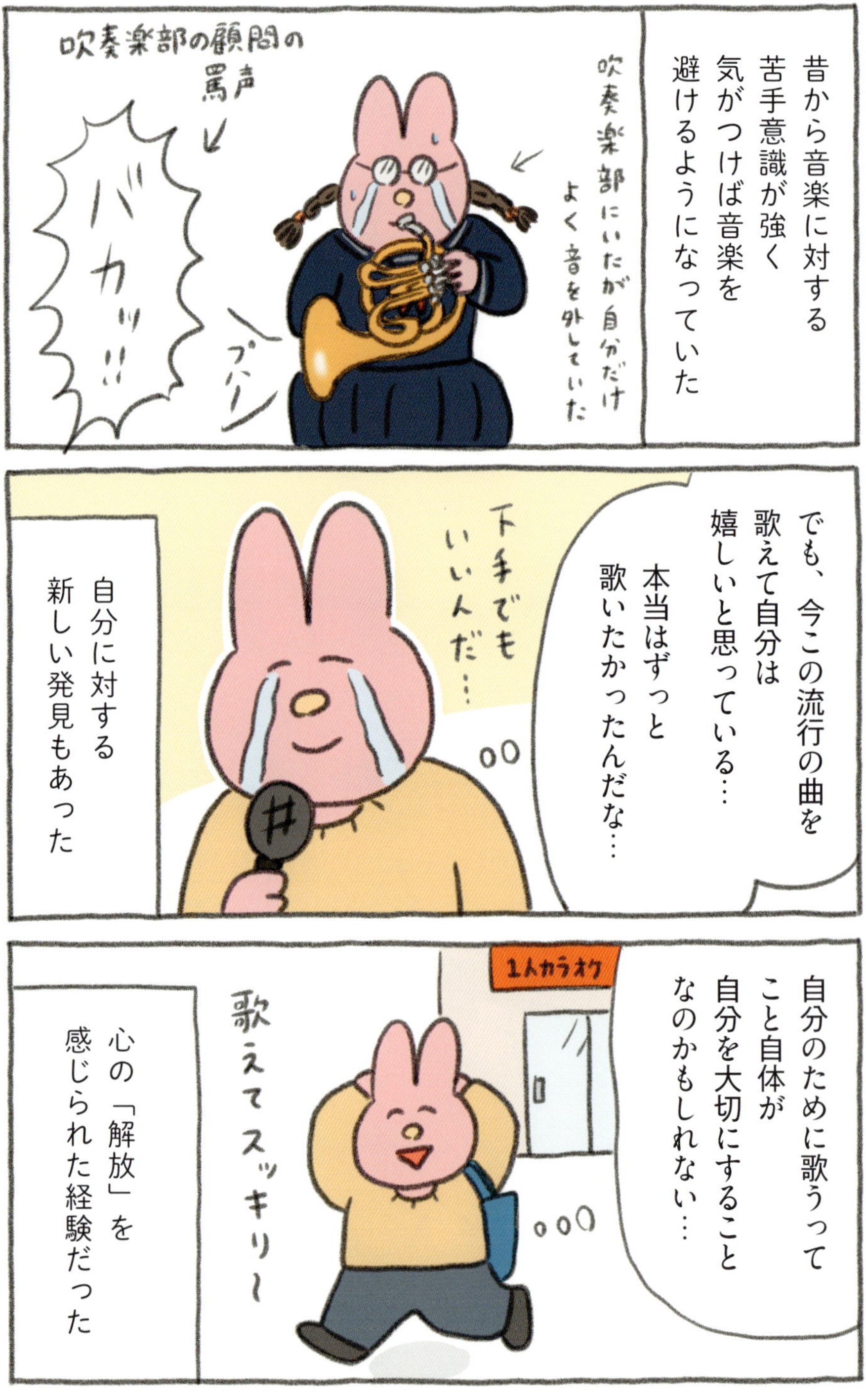
昔から音楽に対する苦手意識が強く気がつけば音楽を避けるようになっていた
吹奏楽部にいたが自分だけよく音を外していた
プパーン
吹奏楽部の顧問の罵声
バカッッ!!
でも、今この流行の曲を歌えて自分は嬉しいと思っている…
本当はずっと歌いたかったんだな…
下手でもいいんだ…
自分に対する新しい発見もあった
自分のために歌うってこと自体が自分を大切にすることなのかもしれない…
1人カラオケ
歌えてスッキリ〜
心の「解放」を感じられた経験だった

# 傷ついた気持ちを吐き出したくて 1人カラオケしてみた

おすすめ度 ★★★ ／ かかった費用 550円（カラオケルーム1時間の料金）

## 音楽は自由、音痴だって関係ない！ 歌う喜びを取り戻せる空間

自分が絶望的に音痴であることに気づいたのは、中学生のときでした。

自分が通っていた中学校は吹奏楽部の強豪校。自分も吹奏楽部に所属し、ホルンという楽器を担当していました。

でも、自分には音感がまったくなかったんです。だから自分だけがよく音を外して、顧問の先生から怒鳴られていました。

その恐怖もあって、自分は音楽に関わってはいけない人間なんだと思うようになりました。中学を卒業してからは、楽器を演奏することはおろか、人前で歌うことすらなくなりました。

大人になってから、「1人カラオケ」の存在を知りました。そこで、人の目を気にせず歌うって、なんて嬉しいことなんだろうと気づいたのです。絶対に歌えないと思っていたけど、勇気を出して行ってよかった！

音楽は本来楽しいもの。楽器が下手でも音痴でも、音楽を好きでいる権利はある。ここでは、怯《おび》えながらみんなと音を合わせる必要なんてないんだ。

1人カラオケは、歌うことの根源的な楽しさをあらためて教えてくれる場所になりました。

### だれもいない空間で、自由に感情を解放しよう

歌を歌うことは、感情を解放する効果的な手段。音楽の力は偉大で、古代から宗教や儀式などで使われてきたように、ポジティブな感情を引き出す力を持っています。1人カラオケは、人前で歌うことに抵抗がある人でも、自分のペースで歌える最適な場所。大きな声を出す、深く呼吸するということがメンタルケアにもつながるという面から見てもよいでしょう。

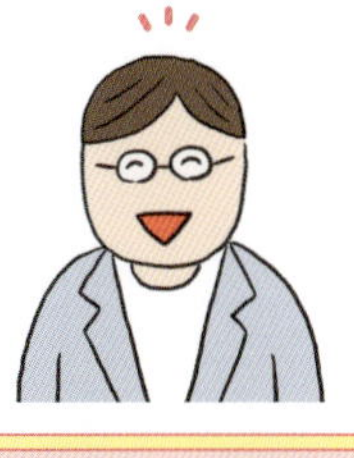

# 温泉天国で一日中心も体も解放してみた

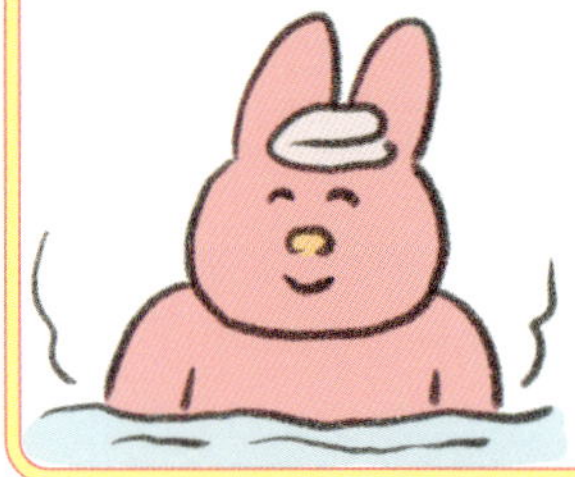

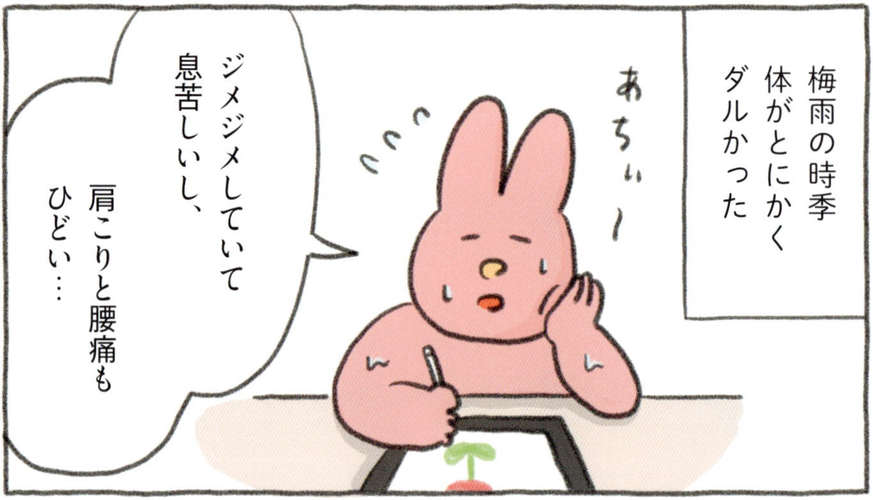
梅雨の時季
体がとにかく
ダルかった
あちぃ〜
ジメジメしていて息苦しいし、
肩こりと腰痛もひどい…

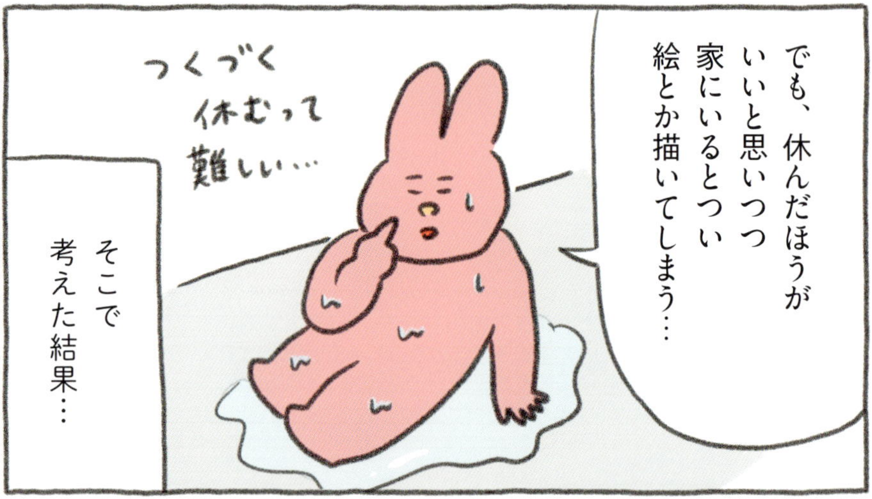
でも、休んだほうがいいと思いつつ
家にいるとつい
絵とか描いてしまう…
つくづく休むって難しい…
そこで
考えた結果…

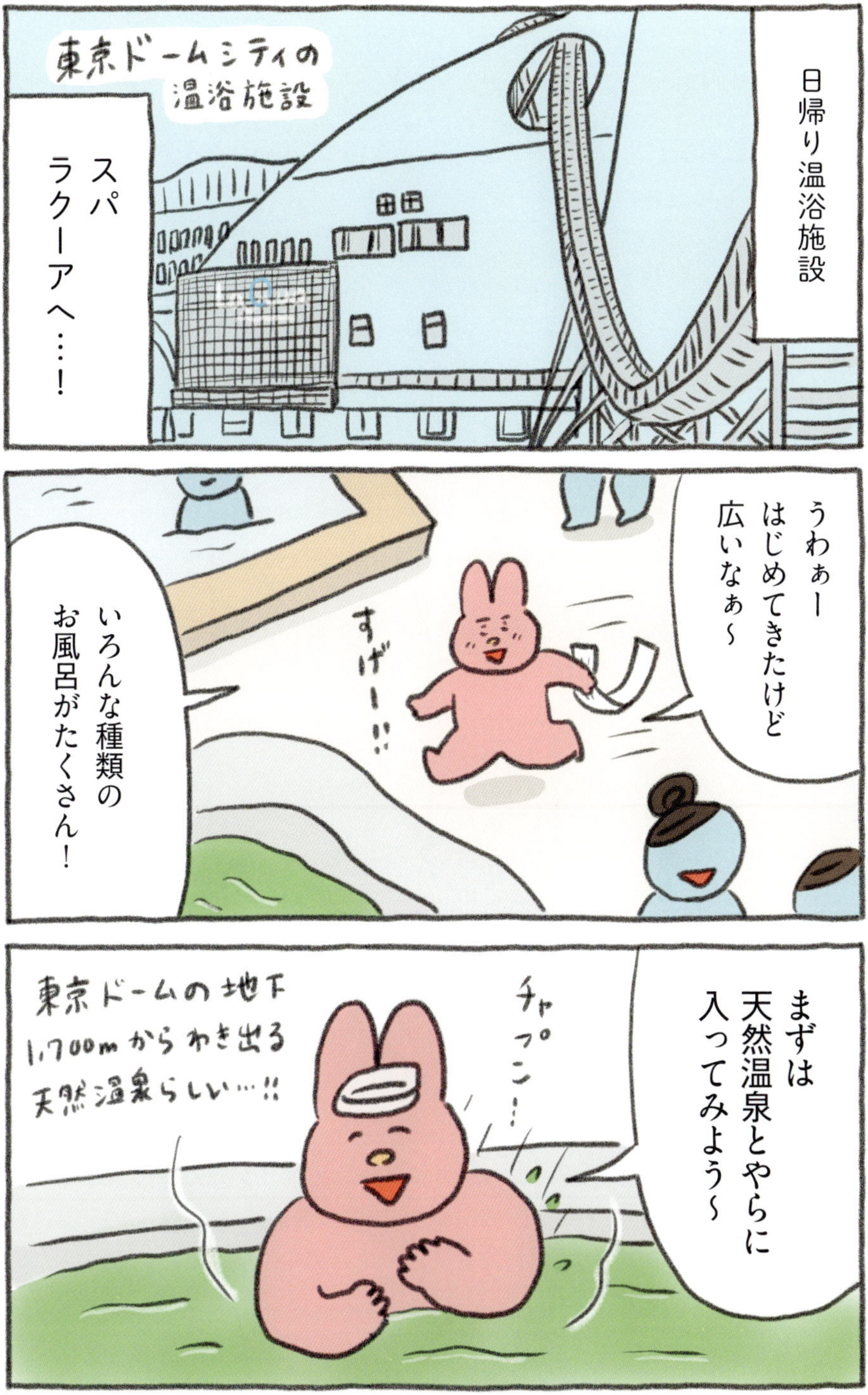
日帰り温浴施設
東京ドームシティの温浴施設
スパラクーアへ…！
うわぁー はじめてきたけど 広いなぁ～
すげー!!
いろんな種類の お風呂がたくさん！
まずは 天然温泉とやらに 入ってみよう～
チャプン…
東京ドームの地下 1,700mからわき出る 天然温泉らしい…!!

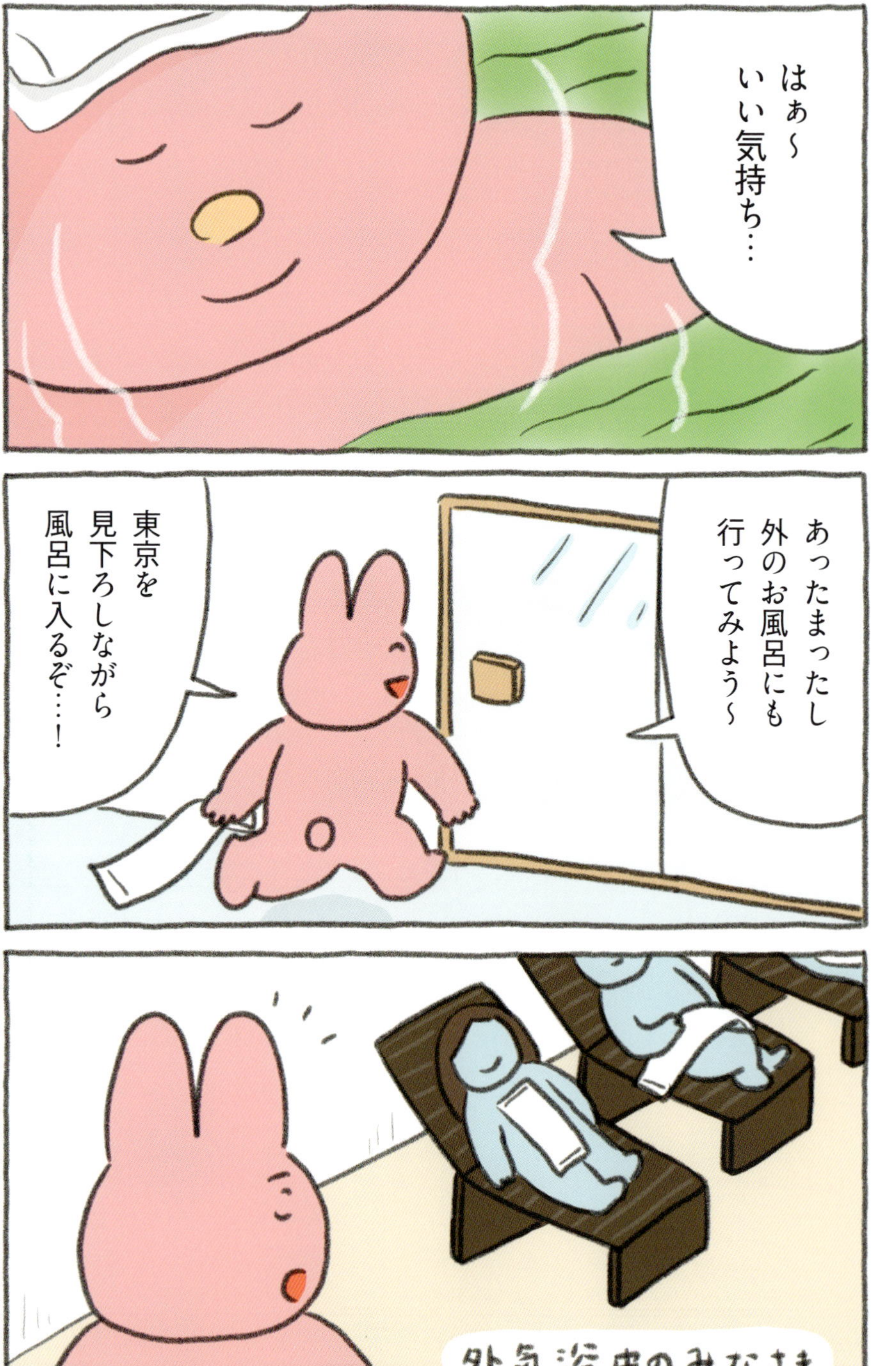

はぁ〜
いい気持ち…
あったまったし
外のお風呂にも
行ってみよう〜
東京を
見下ろしながら
風呂に入るぞ…！
外気浴中のみなさま

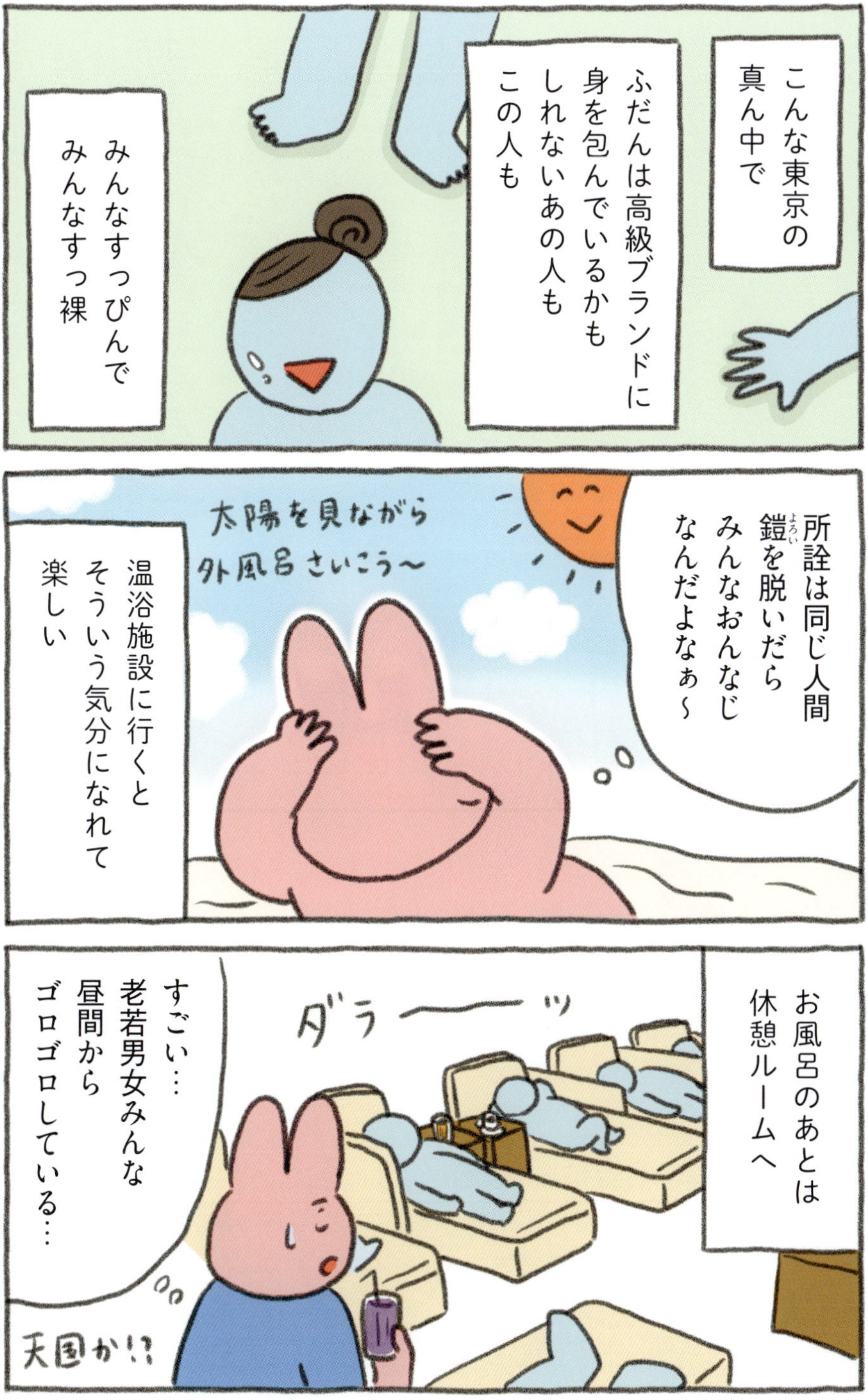
こんな東京の真ん中で
ふだんは高級ブランドに身を包んでいるかもしれないあの人もこの人も
みんなすっぴんでみんなすっ裸
所詮は同じ人間鎧《よろい》を脱いだらみんなおんなじなんだよなぁ～
太陽を見ながら外風呂さいこう～
温浴施設に行くとそういう気分になれて楽しい
お風呂のあとは休憩ルームへ
ダラーーーッ
すごい…老若男女みんな昼間からゴロゴロしている…
天国か!?

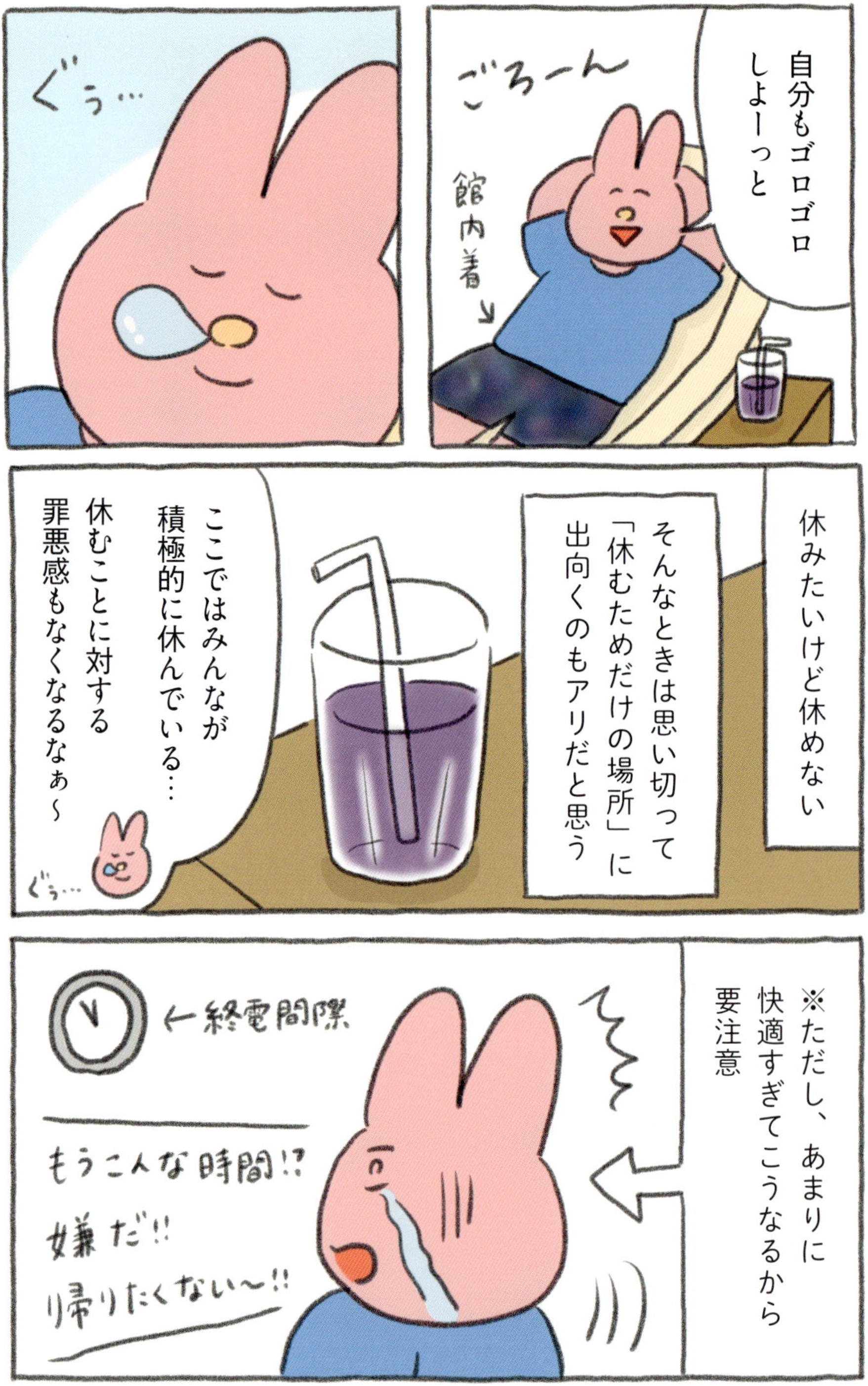
自分もゴロゴロしよーっと
ごろーん
館内着
ぐぅ…
休みたいけど休めない
そんなときは思い切って「休むためだけの場所」に出向くのもアリだと思う
ここではみんなが積極的に休んでいる…休むことに対する罪悪感もなくなるなぁ～
ぐぅ…
※ただし、あまりに快適すぎてこうなるから要注意
←終電間際
もうこんな時間!?
嫌だ!!
帰りたくない～!!

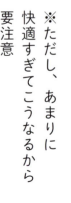

# 温泉天国で一日中
# 心も体も解放してみた

おすすめ度 ★★★ ／ かかった費用 3230円（入館料）＋約2500円（飲食代）

## 日常を忘れてリフレッシュ！温泉で自分を解放する時間を

東京ドームシティに遊園地があることは知っていたけれど、温浴施設があることはこれまで知りませんでした。

行ってみたらびっくり。こんな東京のど真ん中に、こんな素敵な温泉があるなんて……！

中は広々としていて、たくさんの種類のお風呂があって、おしゃれなアメニティも充実しています。カフェやパブも併設されていたので、外を見渡しながらおいしいベリー入りのレモネードを飲みました。

夕飯は施設内のベトナム料理屋さんで、これもまたおいしいフォーを食べて大満足。そのあとは休憩室で雑誌を読みながら夜までのんびり過ごしました。

そもそも大人になってから、人前ですっぴんになってゴロゴロすること自体レアケース。こういった温浴施設やスーパー銭湯は、休むという行為を徹底的かつ能動的にやれる、ものすごく解放感あふれる場所なんだなと思いました。

しっかり休みたいと思ったときは、とことんリラックスできるように考え抜かれたラクーアのような温浴施設に行って、休む日もあるといいなと思います。

### 心の鎧を脱ぎ捨てて、心と体を充電しよう

昔の人が湯治で心や体をケアしてきたように、温泉は古くから癒やしの場として親しまれてきました。現代でも、ラクーアのような温浴施設は心も体も充電できる場所。何もしないことに罪悪感を感じる必要はありません。ただその場所で数時間過ごすだけでも、エネルギーを取り戻せます。のんびり過ごす時間を、ぜひ大切にしてみてください。ただし、湯あたりには要注意。

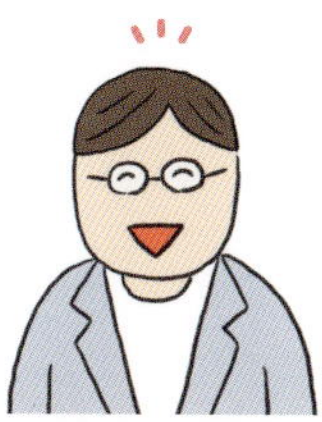

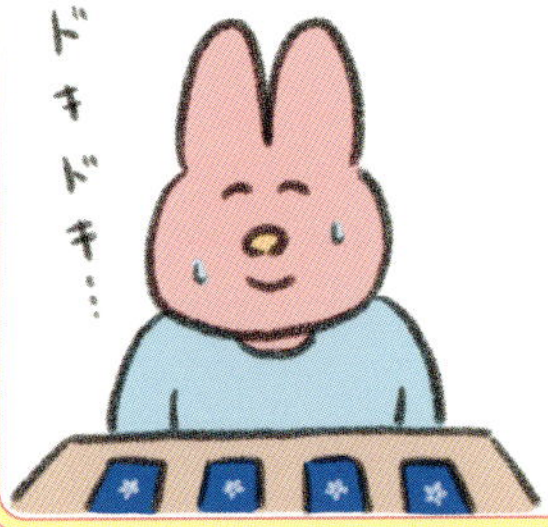
ドキドキ…

# 漠然とした不安に耐えられなくて占いに行ってみた

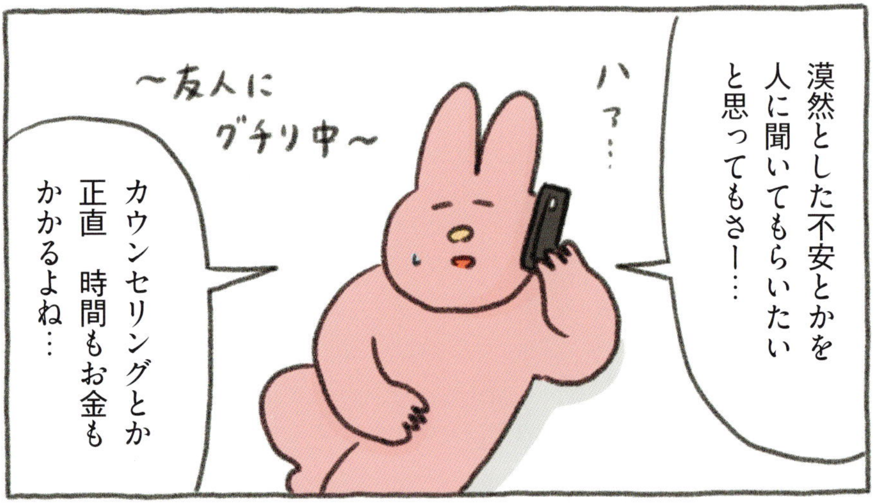
漠然とした不安とかを
人に聞いてもらいたい
と思ってもさー…
ハァ…
〜友人にグチり中〜
カウンセリングとか
正直　時間もお金も
かかるよね…

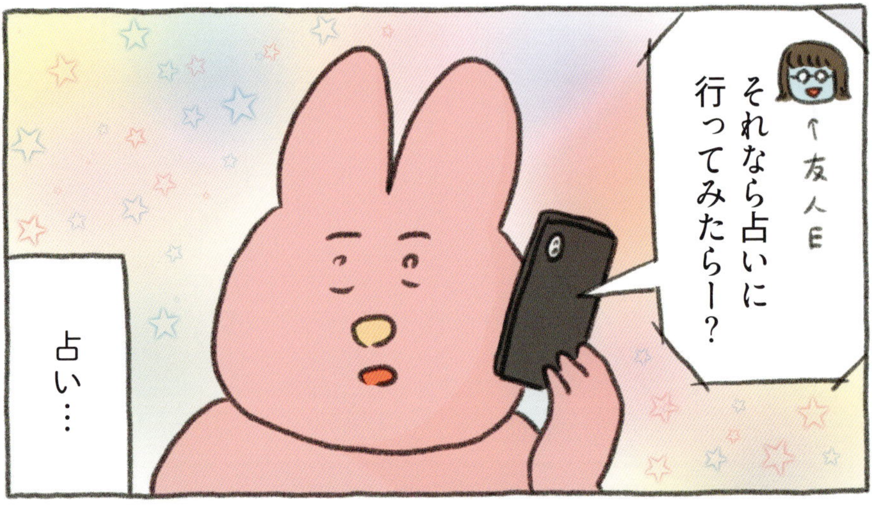
↑友人E
それなら占いに
行ってみたらー？
占い…

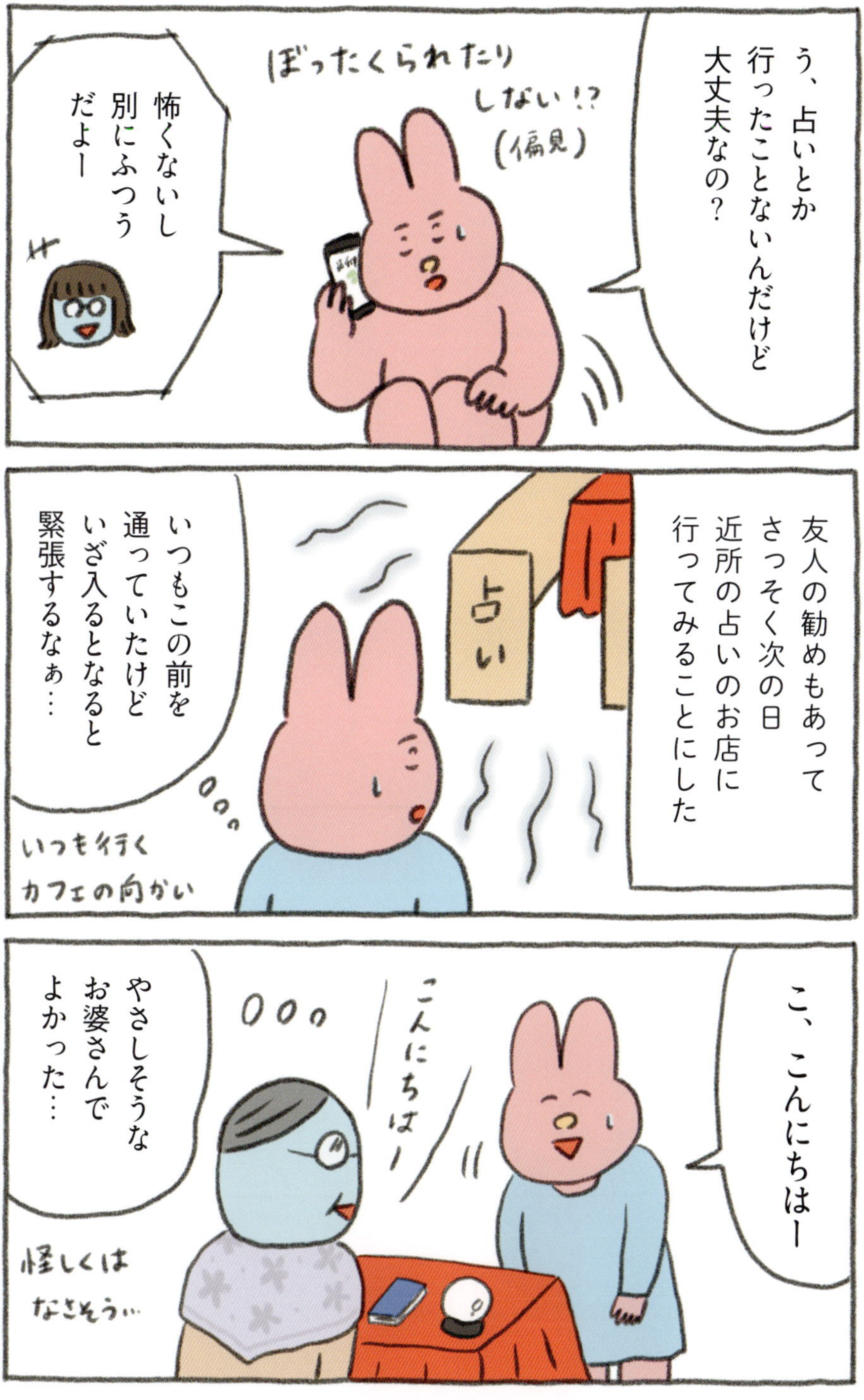
う、占いとか
行ったことないんだけど
大丈夫なの？
ぼったくられたりしない!?
(偏見)
怖くないし
別にふつう
だよー
友人の勧めもあって
さっそく次の日
近所の占いのお店に
行ってみることにした
占い
いつもこの前を
通っていたけど
いざ入るとなると
緊張するなぁ…
いつも行くカフェの向かい
こ、こんにちはー
こんにちはー
やさしそうな
お婆さんで
よかった…
怪しくはなさそう…

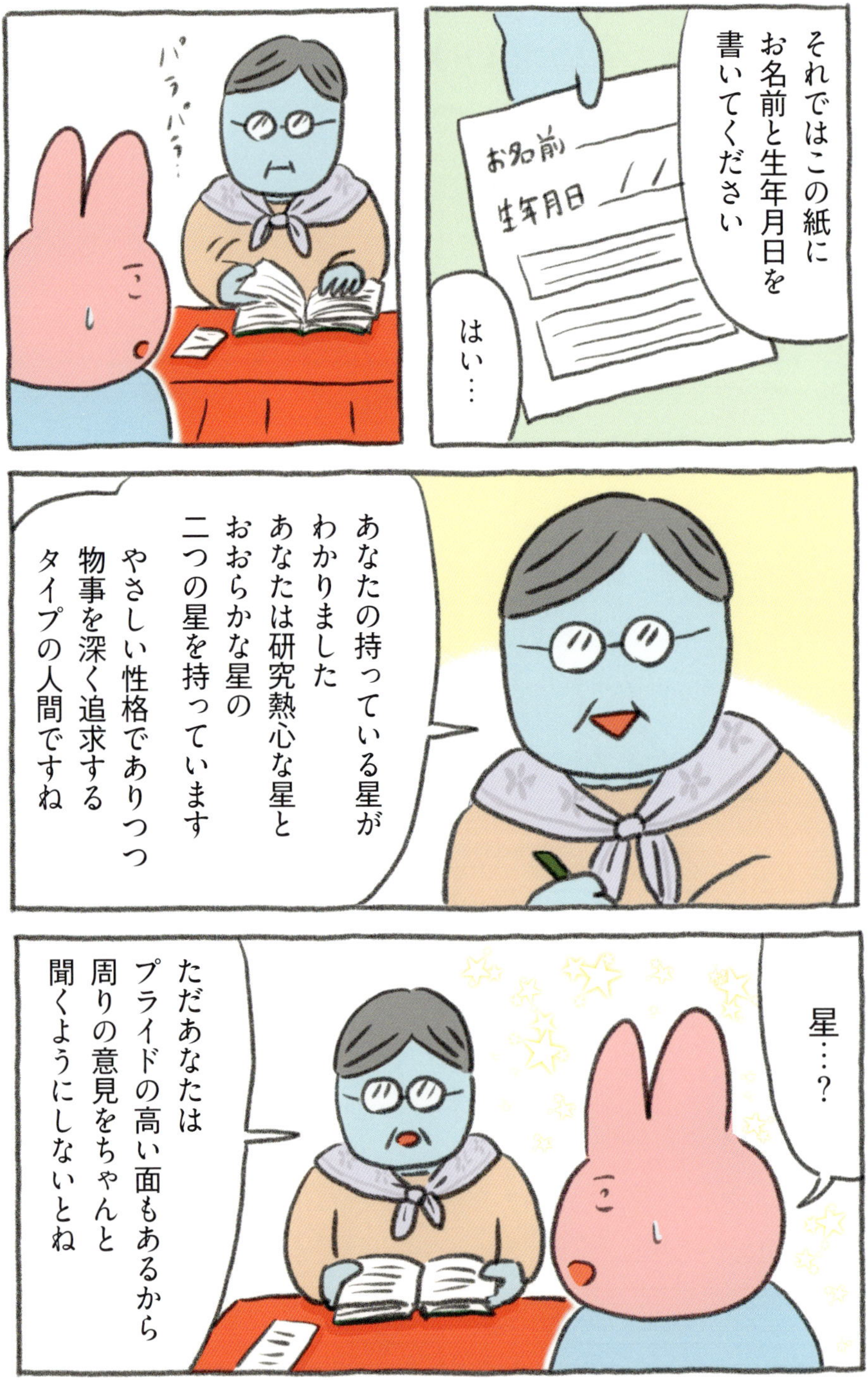
それではこの紙に
お名前と生年月日を
書いてください
お名前
生年月日
はい…
パラパラ…
あなたの持っている星が
わかりました
あなたは研究熱心な星と
おおらかな星の
二つの星を持っています
やさしい性格でありつつ
物事を深く追求する
タイプの人間ですね
星…？
ただあなたは
プライドの高い面もあるから
周りの意見をちゃんと
聞くようにしないとね

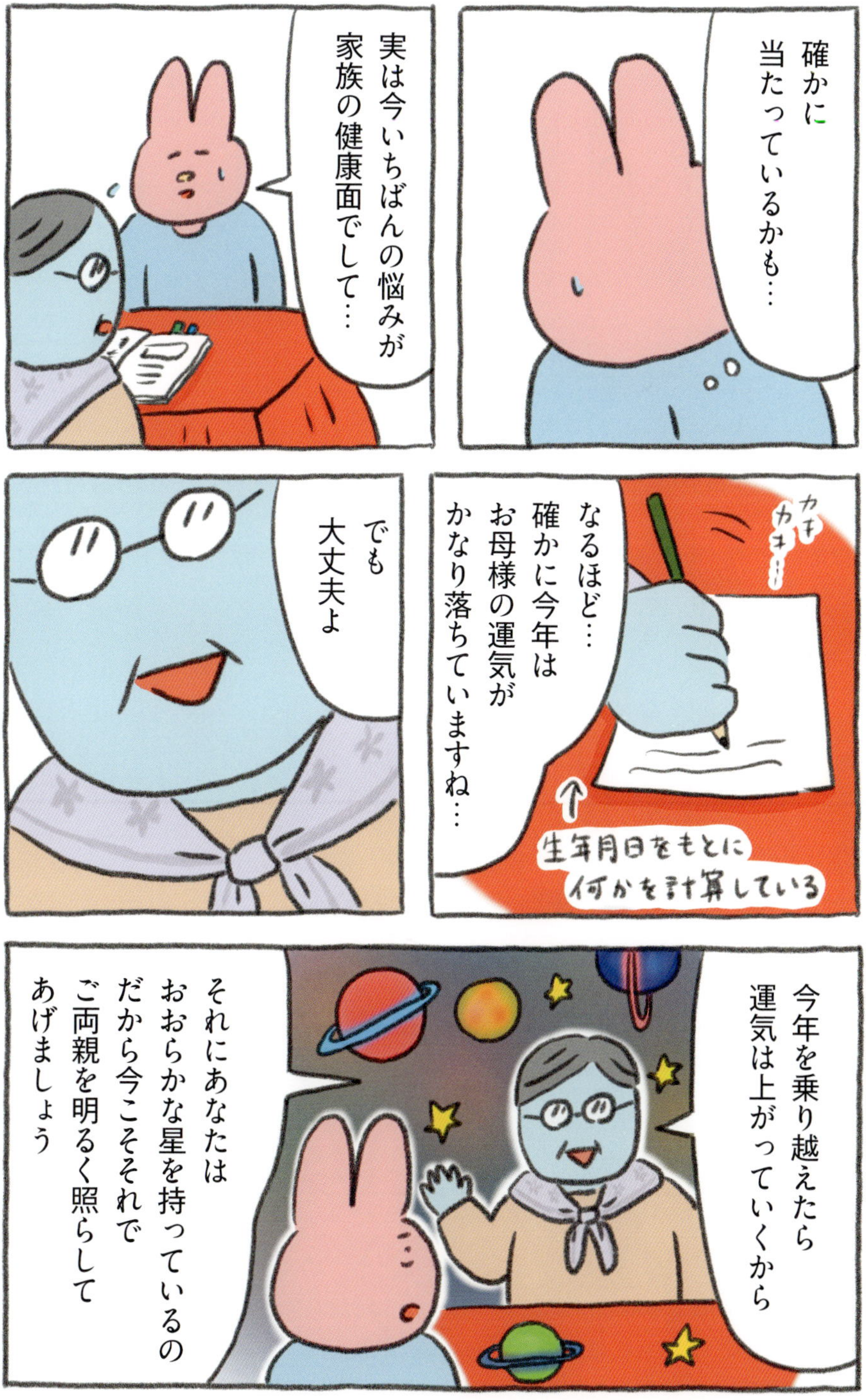
確かに当たっているかも…
実は今いちばんの悩みが家族の健康面でして…
なるほど…確かに今年はお母様の運気がかなり落ちていますね…
カキカキ…
生年月日をもとに何かを計算している
でも大丈夫よ
今年を乗り越えたら運気は上がっていくから
それにあなたはおおらかな星を持っているのだから今こそそれでご両親を明るく照らしてあげましょう

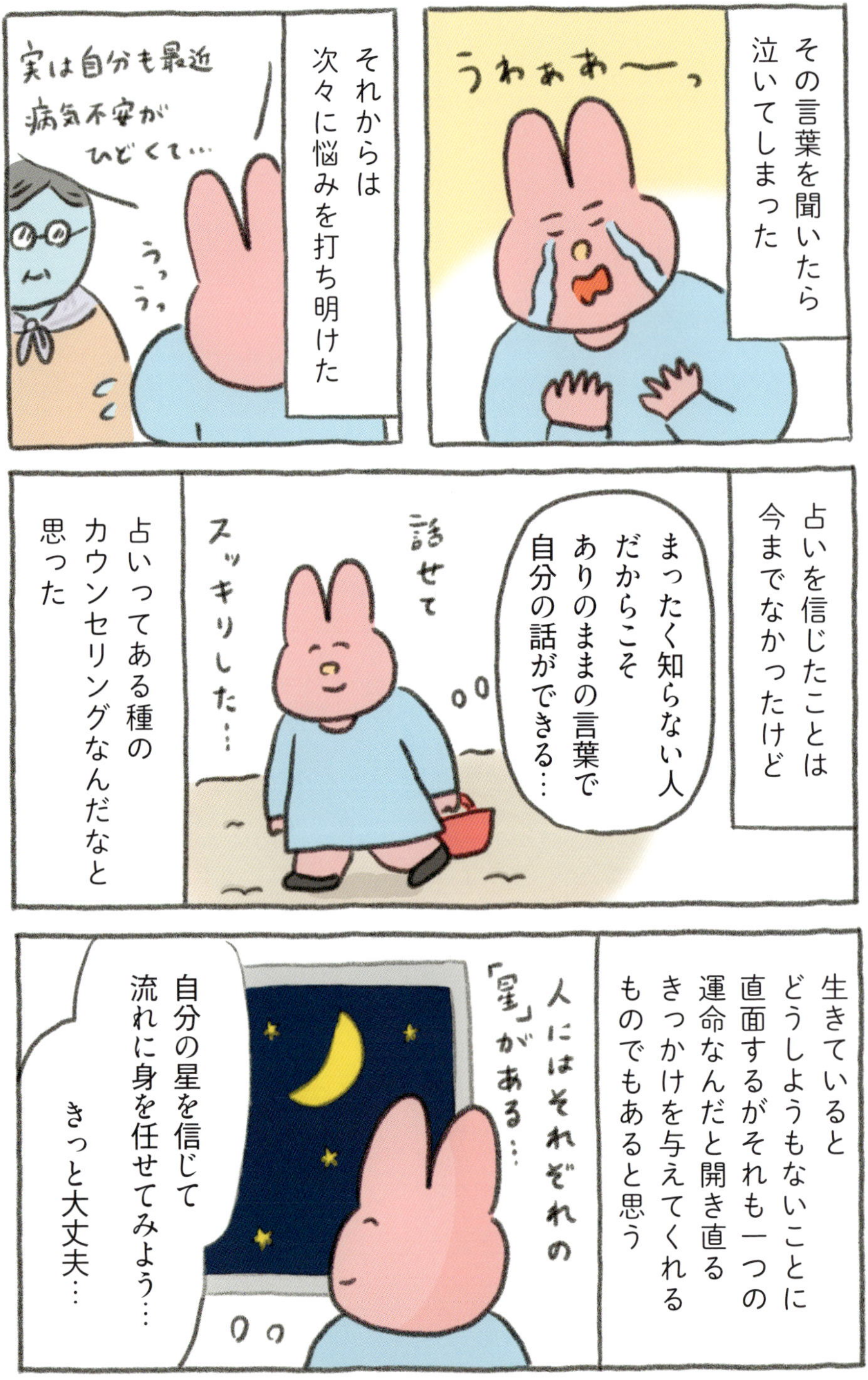
その言葉を聞いたら
泣いてしまった
うわああ〜っ
それからは
次々に悩みを打ち明けた
実は自分も最近
病気不安が
ひどくて…
うっうっ
占いを信じたことは
今までなかったけど
まったく知らない人
だからこそ
ありのままの言葉で
自分の話ができる…
話せて
スッキリした…
占いってある種の
カウンセリングなんだなと
思った
生きていると
どうしようもないことに
直面するがそれも一つの
運命なんだと開き直る
きっかけを与えてくれる
ものでもあると思う
人にはそれぞれの
「星」がある…
自分の星を信じて
流れに身を任せてみよう…
きっと大丈夫…

# 漠然とした不安に耐えられなくて占いに行ってみた

おすすめ度 ★★☆ ／ かかった費用 5000円

## 星や運命に委ねる安心感 占いがくれる心のリセット時間

ぶっちゃけ、占いを信じたことがありませんでした。

だって、占い師による芸能人の洗脳被害といったニュースもたびたび聞いていたし。どちらかというと占いは、自分にとってはちょっと近寄りがたくて怖いイメージのものでした。

でも実際に行ってみると、「あぁ、こういうことか」「これはハマる……」と腑に落ちた感じ。むしろ、楽しい経験でした。

生きていると、自分の力ではどうにもならない理不尽な場面に直面してしまうことがあります。でも、そういうときに星や運命といった大いなる「理由」を与えてもらえると、なんだか安心するし、受け入れられる。それが占いの魅力なんだなぁと思いました。

自分の悩みを知人に話すのはちょっと恥ずかしいし、カウンセリングも気が引ける。そんなときにフラッと立ち寄れて話を聞いてくれる場所があったら、確かに嬉しい。ある種のコーチングとして占いを利用するのもいいのかなと思いました。

どっぷり浸かることはなさそうだけど、たまに話を聞いてもらいに行きたいなと思います。

### 占いは、心を整理するためのヒント

占いは迷ったり煮詰まったりしたときに、一つのヒントを与えてくれます。絶対的な答えではありませんが、心が整理されてラクになることは確か。ただし、藁にもすがる思いのときには、占い師の言葉を簡単に信じ過ぎてしまうリスクも。占いを利用する際は、あくまで一つの考え方として受け入れ、絶対的な真実を求めないことが大切。心が落ち着くなら、それで十分なのです。

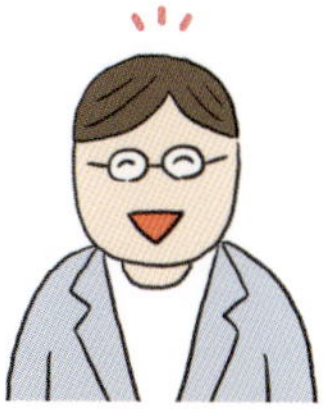

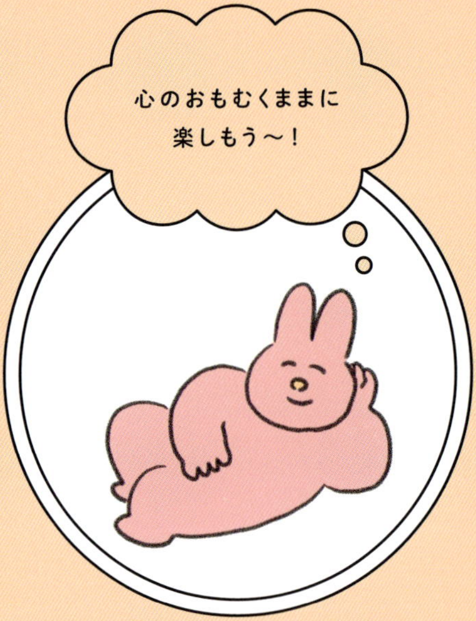
心のおもむくままに
楽しもう～！

STEP

# 3

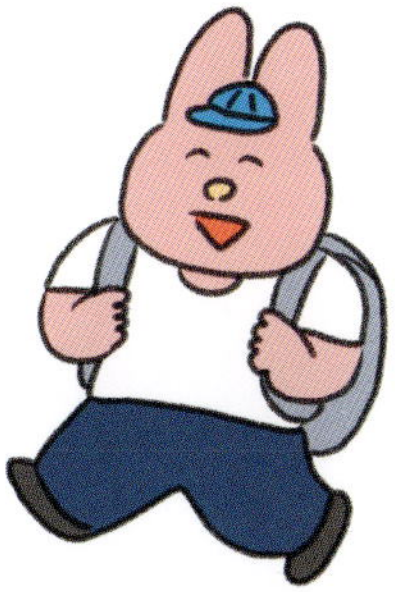

## 「人生初！」にチャレンジしてみた

少しずつ外出できるようになったら、
もう一歩踏み出して新しい挑戦を。
いつかやりたいと思い描いていたことに
どんどんチャレンジしてみましょう。
新しい自分に出会えるはず。

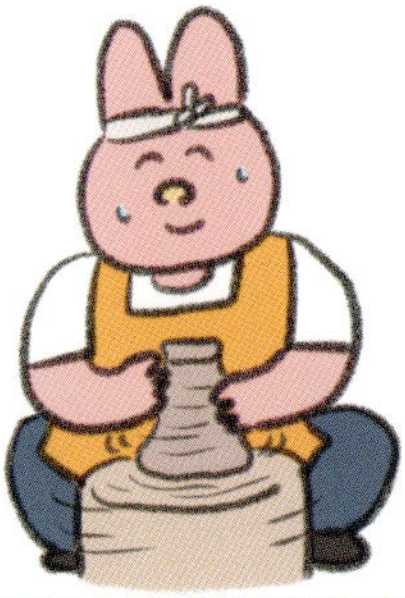

# 無心にろくろを回したくて陶芸をやってみた

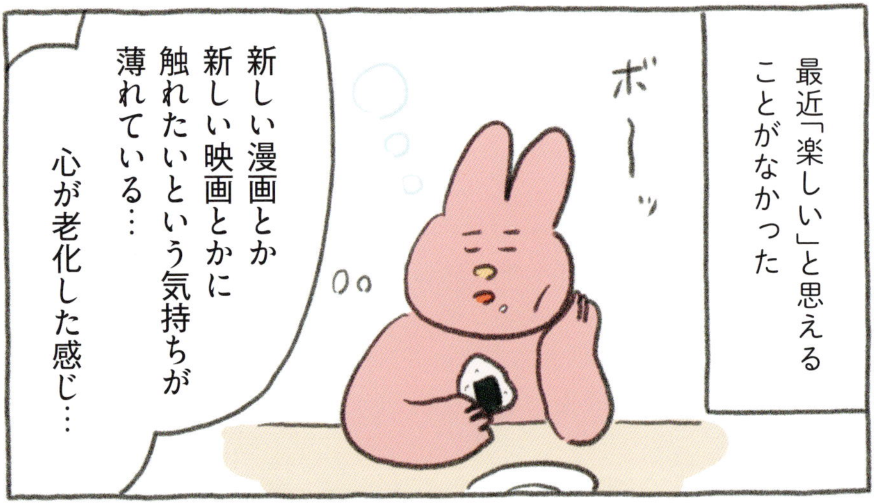
最近「楽しい」と思えることがなかった
ボーッ
新しい漫画とか新しい映画とかに触れたいという気持ちが薄れている…
心が老化した感じ…

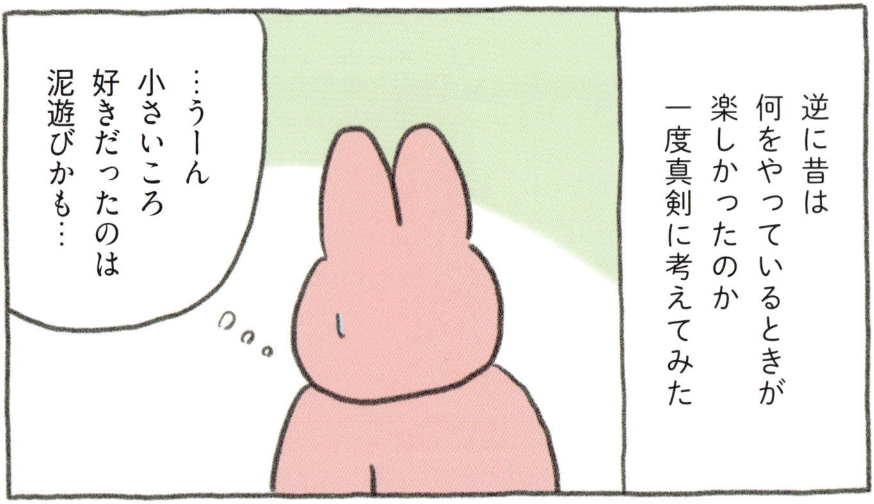
逆に昔は何をやっているときが楽しかったのか一度真剣に考えてみた
…うーん小さいころ好きだったのは泥遊びかも…

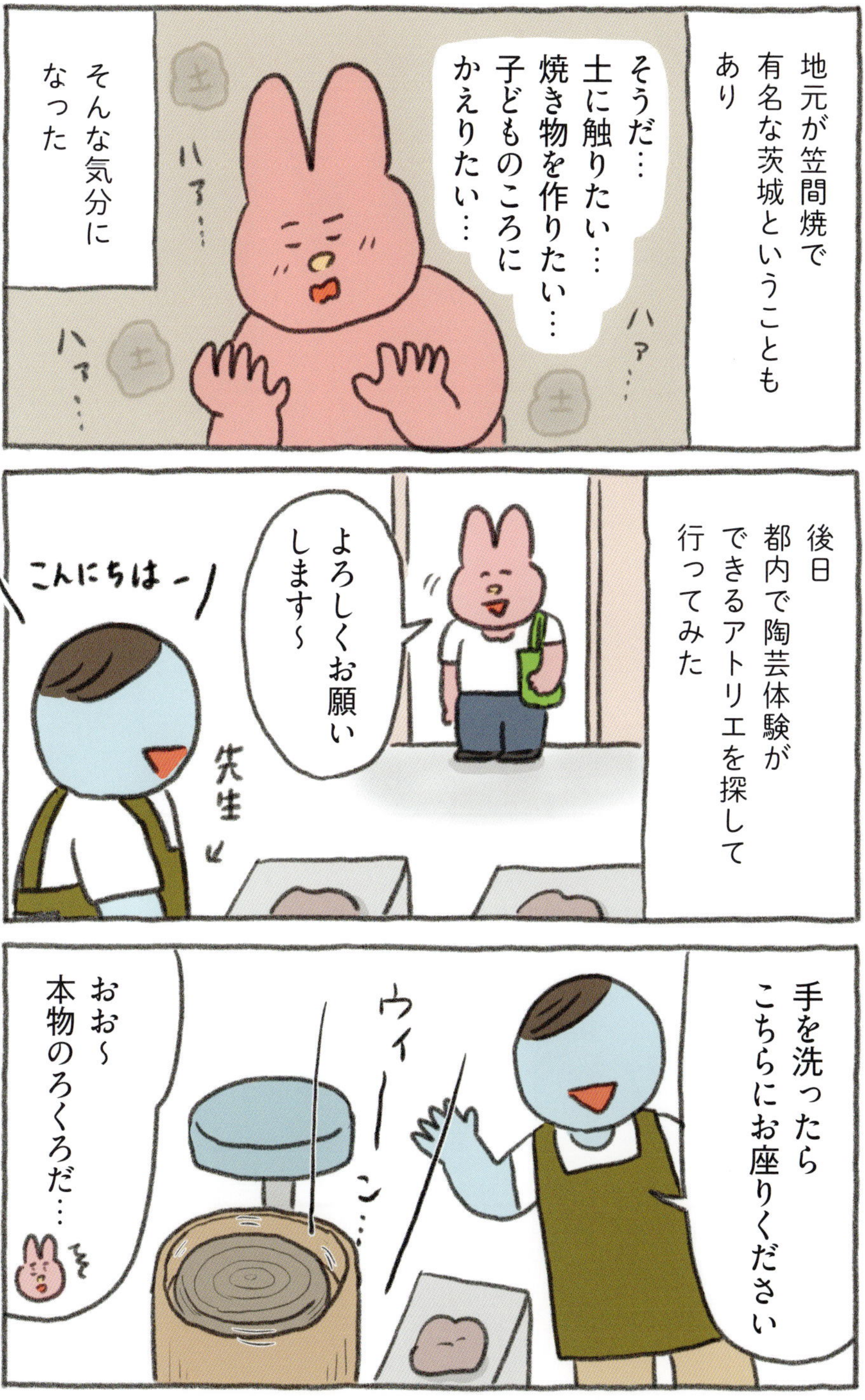
地元が笠間焼で
有名な茨城ということもあり
そうだ…
土に触りたい…
焼き物を作りたい…
子どものころにかえりたい…
ハァ…
ハァ…
ハァ…
そんな気分になった
後日
都内で陶芸体験ができるアトリエを探して行ってみた
よろしくお願いします～
こんにちはー
先生
手を洗ったらこちらにお座りください
ウィーン…
おお～
本物のろくろだ…

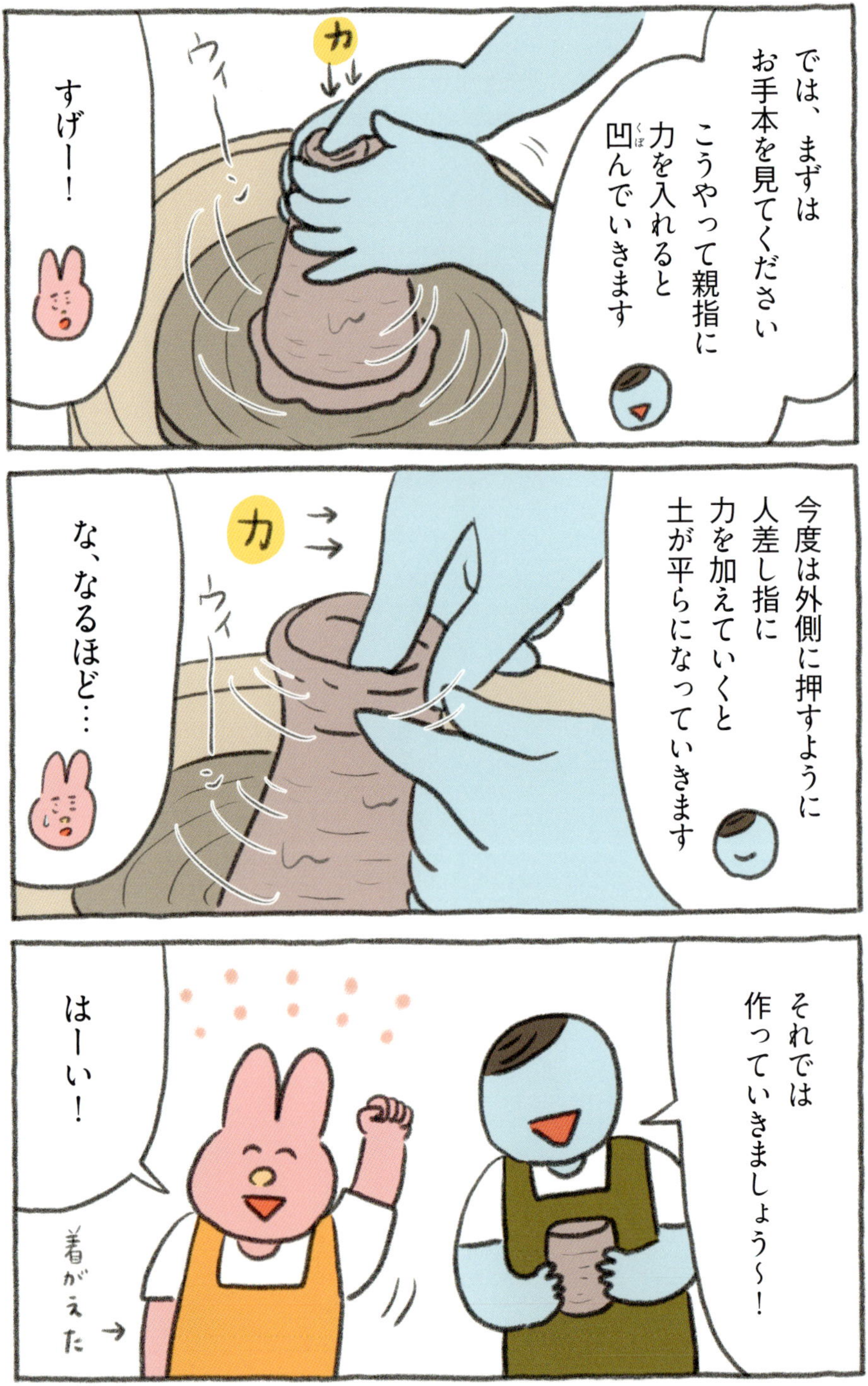
では、まずはお手本を見てください
こうやって親指に力を入れると凹《くぼ》んでいきます
力
ウィーン
すげー！
今度は外側に押すように人差し指に力を加えていくと土が平らになっていきます
力
ウィーン
な、なるほど…
それでは作っていきましょう〜！
はーい！
着がえた

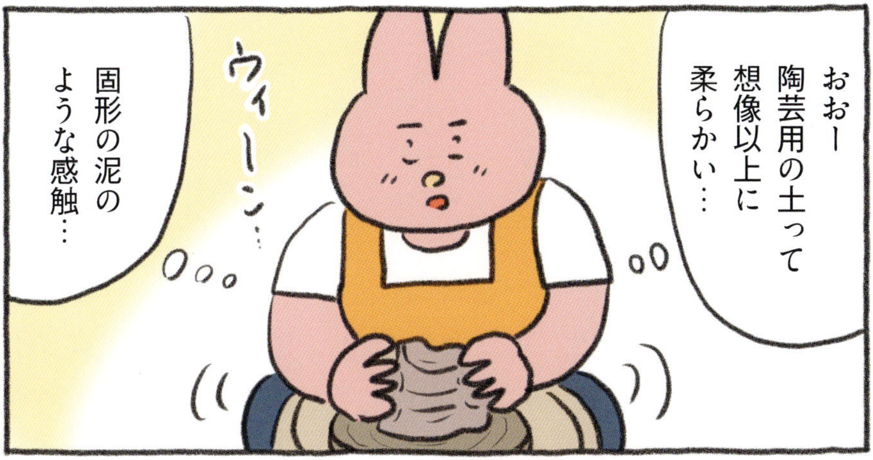
おおー陶芸用の土って想像以上に柔らかい…
ウィーン…
固形の泥のような感触…

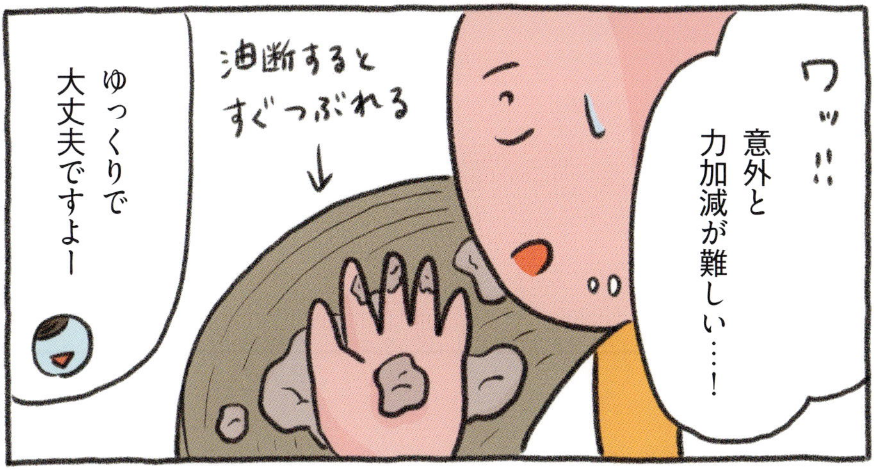
ワッ!!
意外と力加減が難しい…!
油断するとすぐつぶれる
ゆっくりで大丈夫ですよー

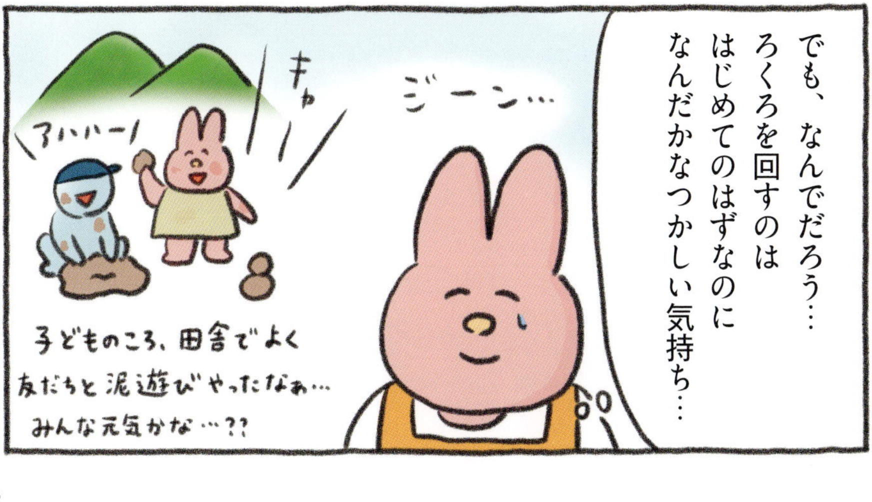
でも、なんでだろう…ろくろを回すのははじめてのはずなのになんだかなつかしい気持ち…
ジーン…
キャ
アハハー!
子どものころ、田舎でよく友だちと泥遊びやったなぁ…みんな元気かな…??

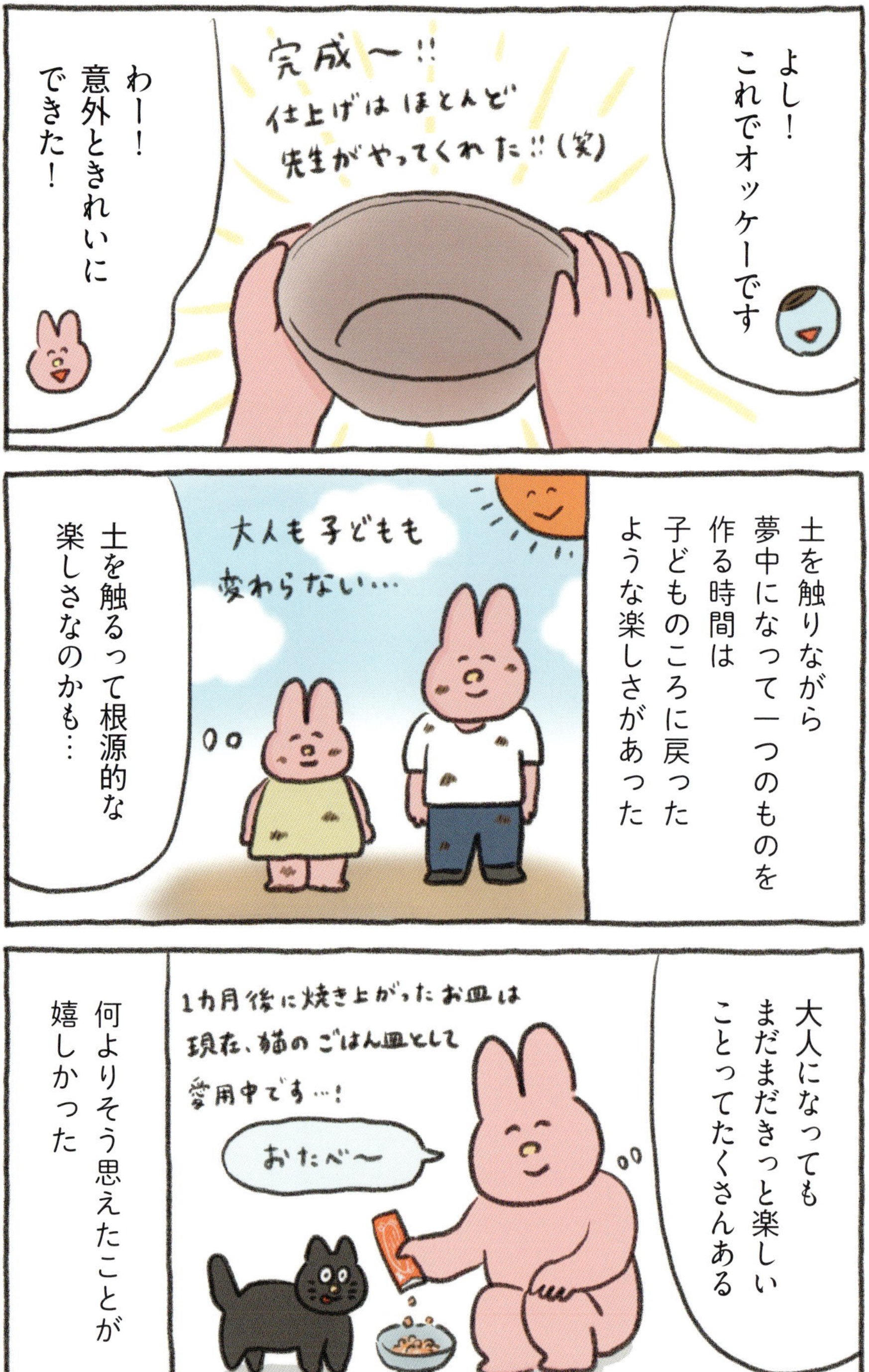
よし！これでオッケーです
完成〜!! 仕上げはほとんど先生がやってくれた!!（笑）
わー！意外ときれいにできた！
土を触りながら夢中になって一つのものを作る時間は子どものころに戻ったような楽しさがあった
大人も子どもも変わらない…
土を触るって根源的な楽しさなのかも…
大人になってもまだまだきっと楽しいことってたくさんある
1カ月後に焼き上がったお皿は現在、猫のごはん皿として愛用中です…！
おたべ〜
何よりそう思えたことが嬉しかった

# 無心にろくろを回したくて陶芸をやってみた

おすすめ度 ★★★ ／ かかった費用 4900円（ろくろ体験代+送料）

## 陶芸で感じたなつかしさと新たな「楽しい」のカタチ

陶芸用のぬめりとした柔らかい土を触ると、子どものころの泥遊びの記憶がよみがえり、なつかしい気持ちになりました。

趣味もなければ、これといって楽しいと思えることもない自分は、なんてつまらない人間なんだろう、と最近悩んでいました。でも、土を触って集中している時間は、心の底から「楽しい」という感情が湧いてきました。その気持ちを思い出せたことが何より嬉しかったです。

陶芸教室では先生の指導のもと、自分でろくろを使ってお皿の形を作ります。そのあとは先生がお皿を焼き、完成したものを自宅に届けてくれました。

あのペトッとしたただの粘土の塊が、こんなにちゃんとしたお皿になるなんて！

ちょうど猫のごはんのお皿が足りなかったので、今は猫用のお皿として愛用しています。

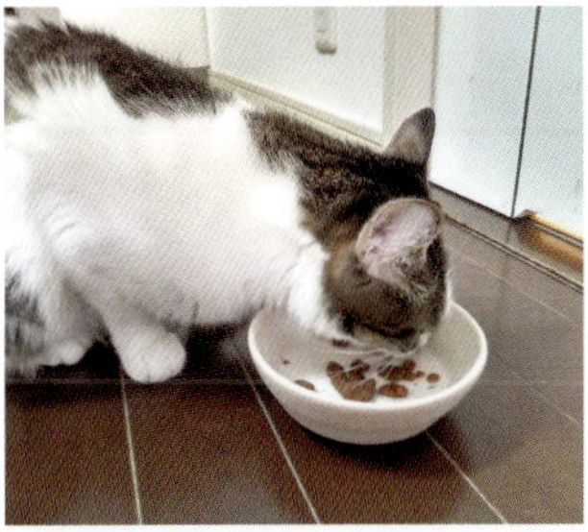

焼き上がったお皿でごはんを食べる愛猫。自分が作ったお皿で食べてくれるのって、なんだか嬉しい……。

### 土に触れ、自然にかえり、創造の喜びを味わう

陶芸は創造を通じて心を解放できる体験の一つ。土に触れることで、子ども時代に泥遊びをしていたころの楽しさがよみがえります。私たち現代人は、お行儀よく過ごすことを求められがちですが、陶芸は原始的な感覚を呼び起こし、生きている実感を与えてくれます。うまく作れたら、きっとだれかに見せたくなるはず。コミュニケーションが深まるきっかけにもなるでしょう。

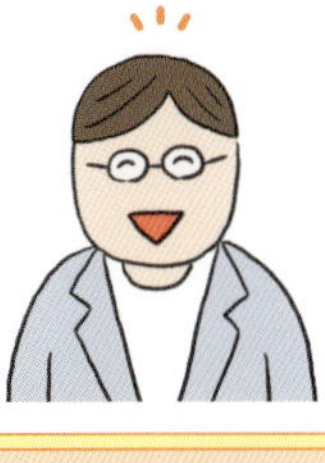

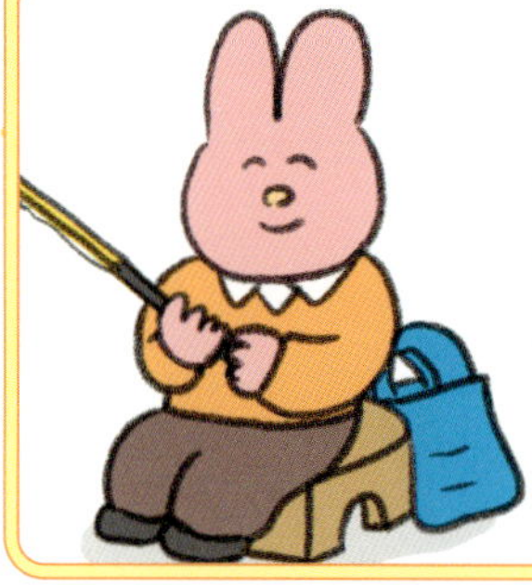

# 釣り堀で 釣り糸を垂らして とことんボーッとしてみた

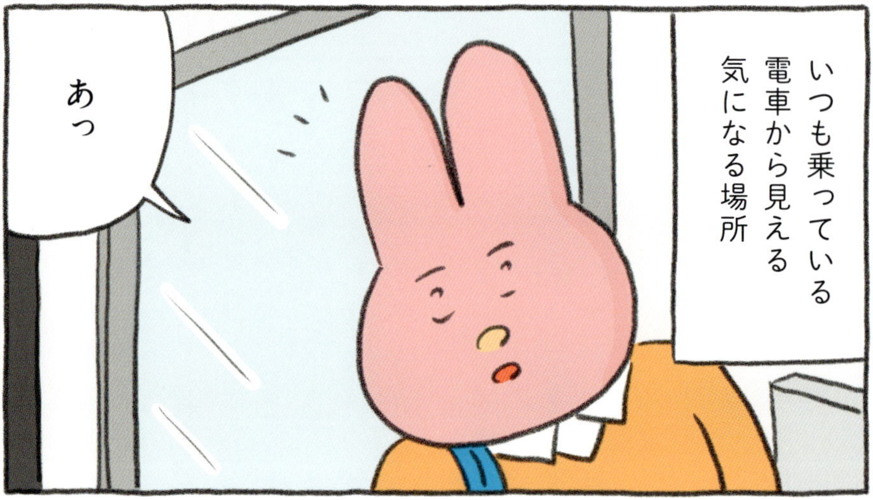
いつも乗っている
電車から見える
気になる場所
あっ

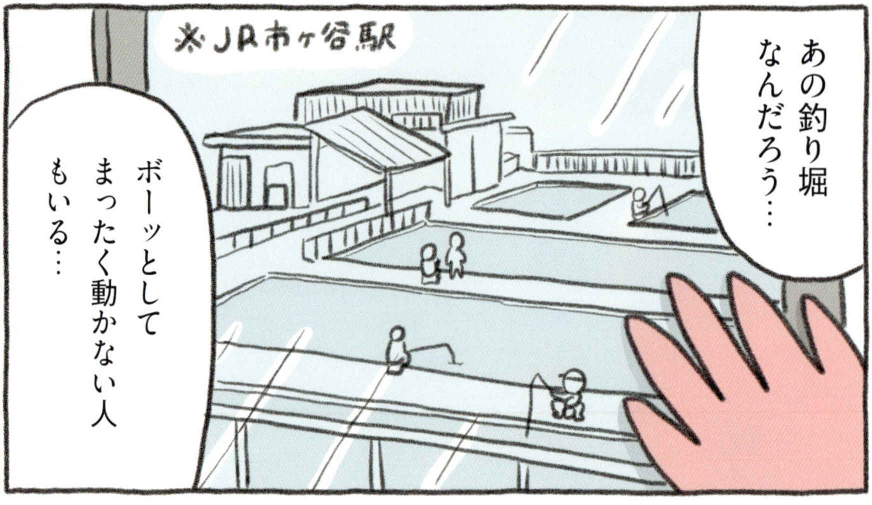
※JR市ヶ谷駅
あの釣り堀
なんだろう…
ボーッとして
まったく動かない人
もいる…

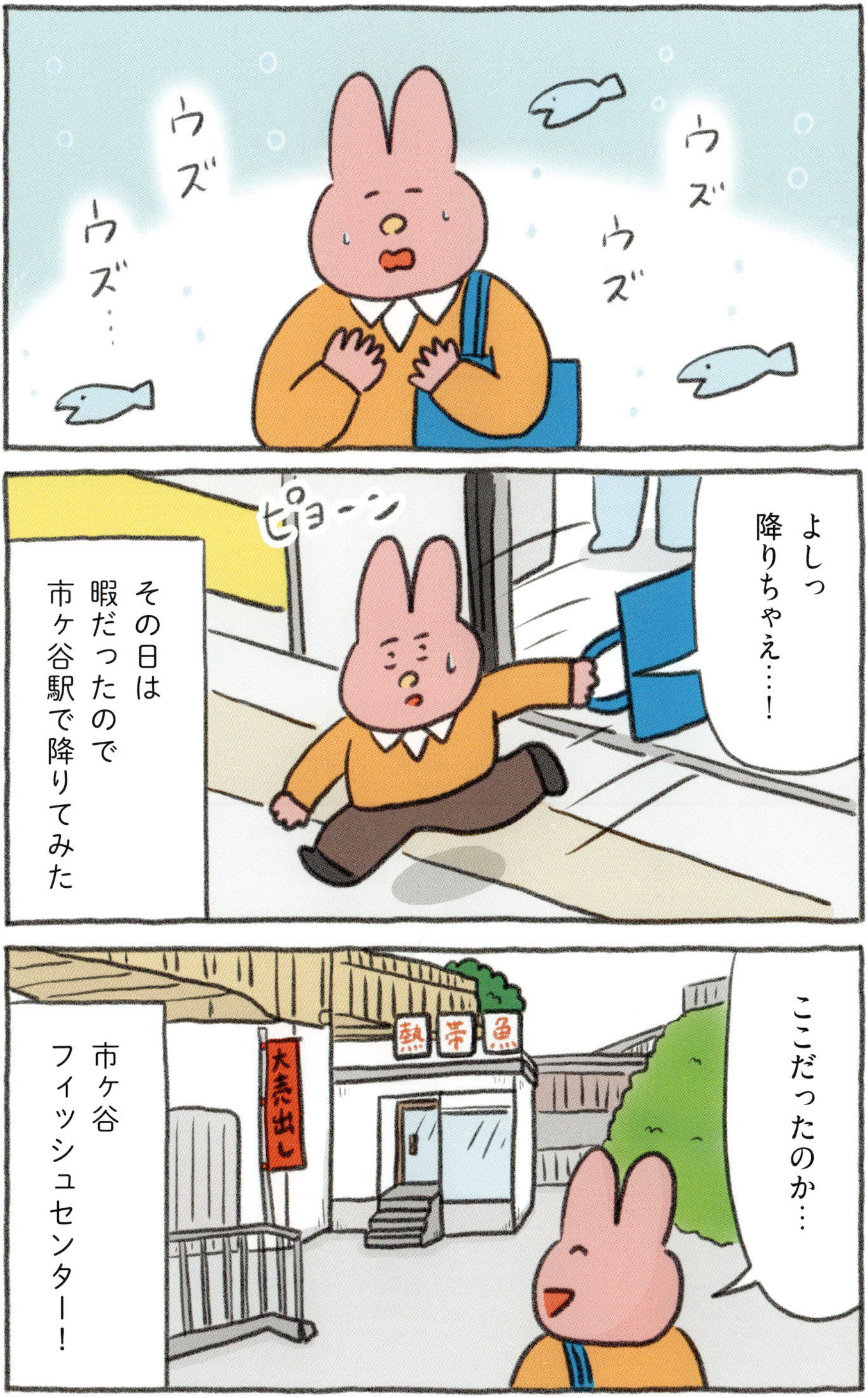
ウズ
ウズ
ウズ
ウズ…
ピョーン
よしっ
降りちゃえ…！
その日は
暇だったので
市ケ谷駅で降りてみた
熱帯魚
大売出し
ここだったのか…
市ケ谷
フィッシュセンター！

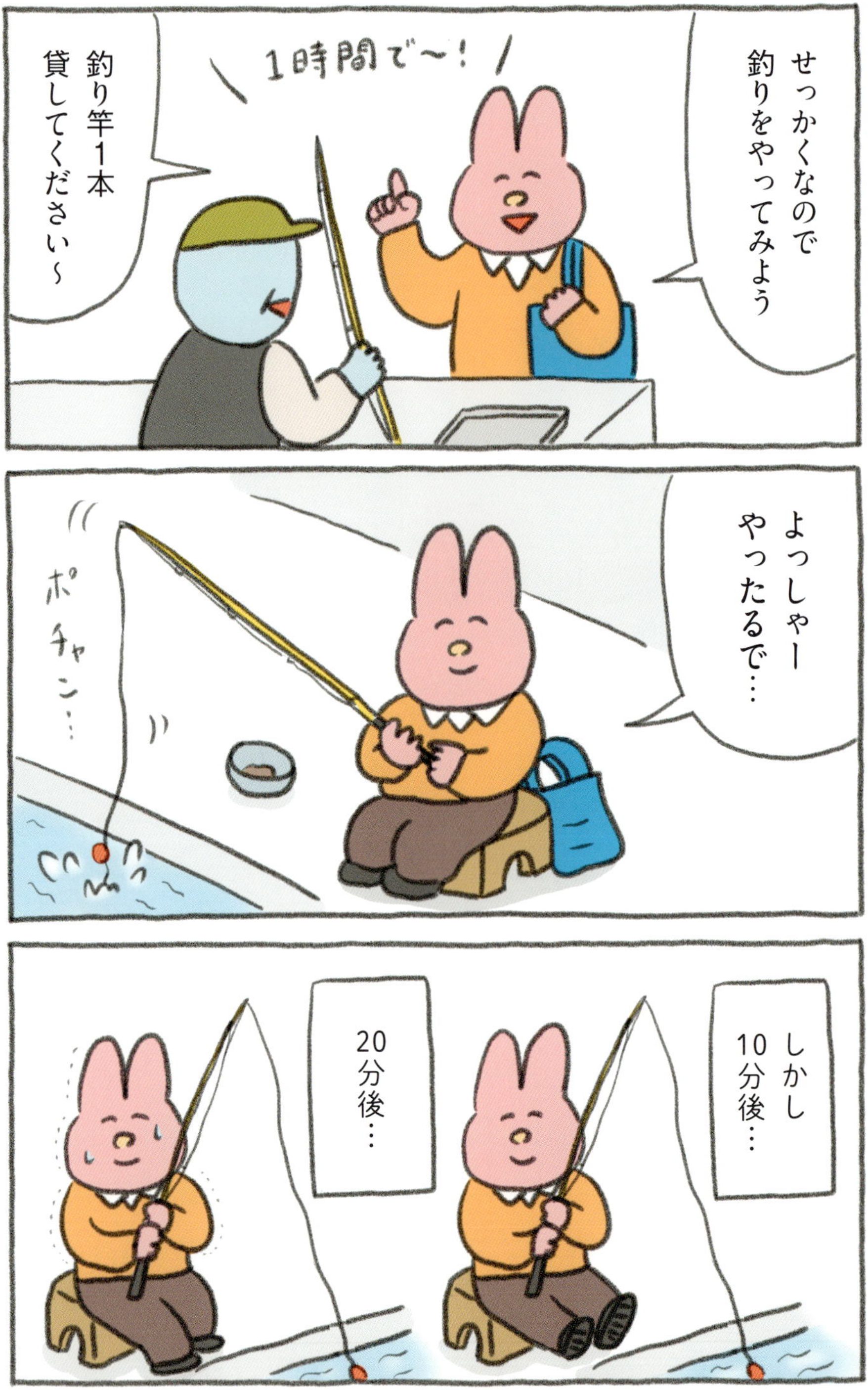
せっかくなので釣りをやってみよう
1時間で〜！
釣り竿1本貸してください〜
よっしゃーやったるで…
ポチャン…
しかし10分後…
20分後…

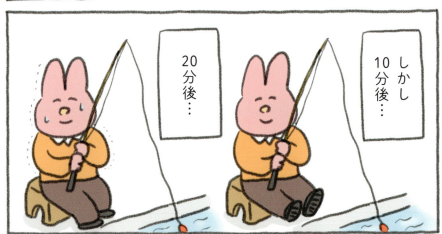

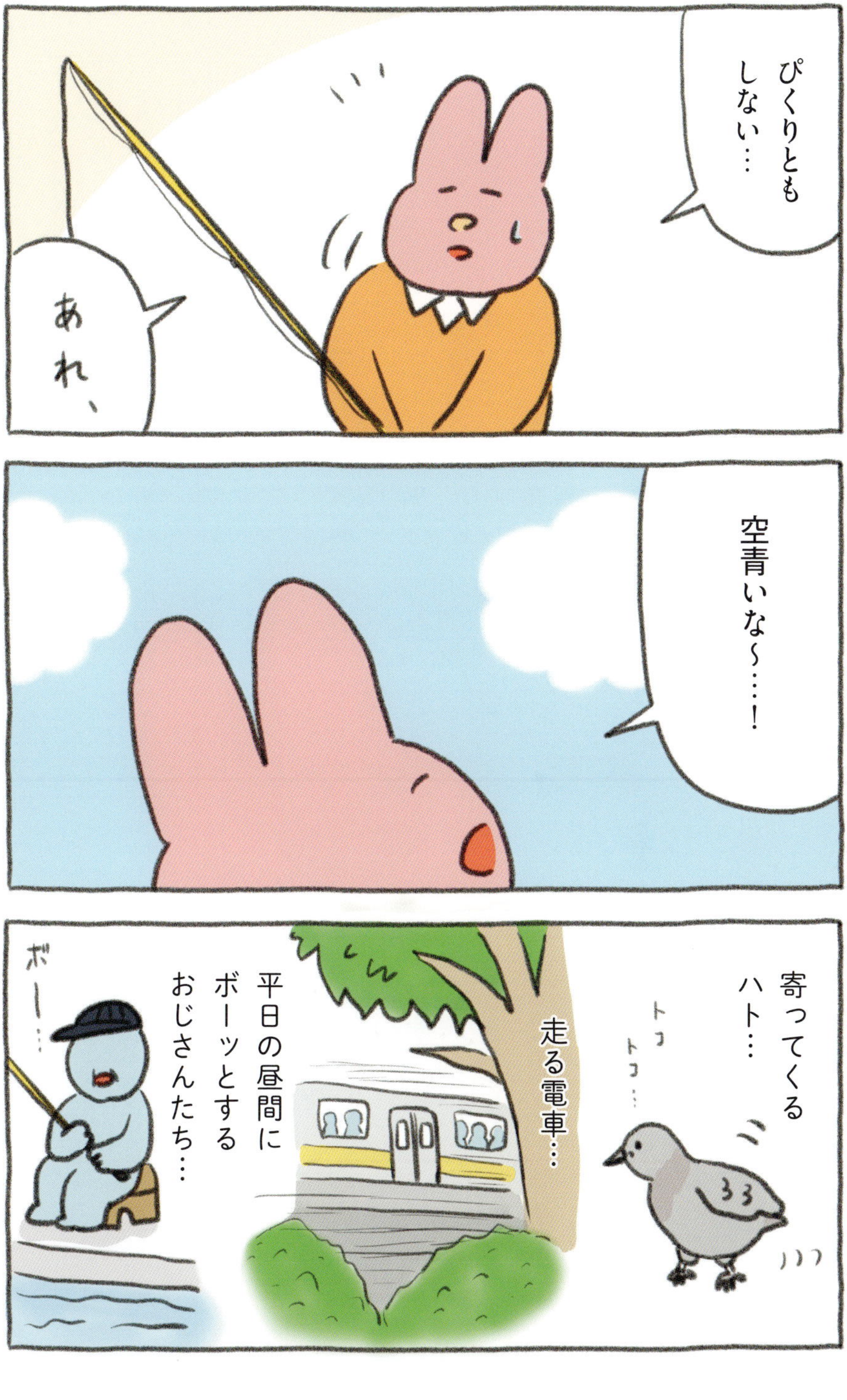
ぴくりとも
しない…
あれ、
空青いな〜……!
寄ってくる
ハト…
トコ
トコ…
走る電車…
平日の昼間に
ボーッとする
おじさんたち…
ボー…

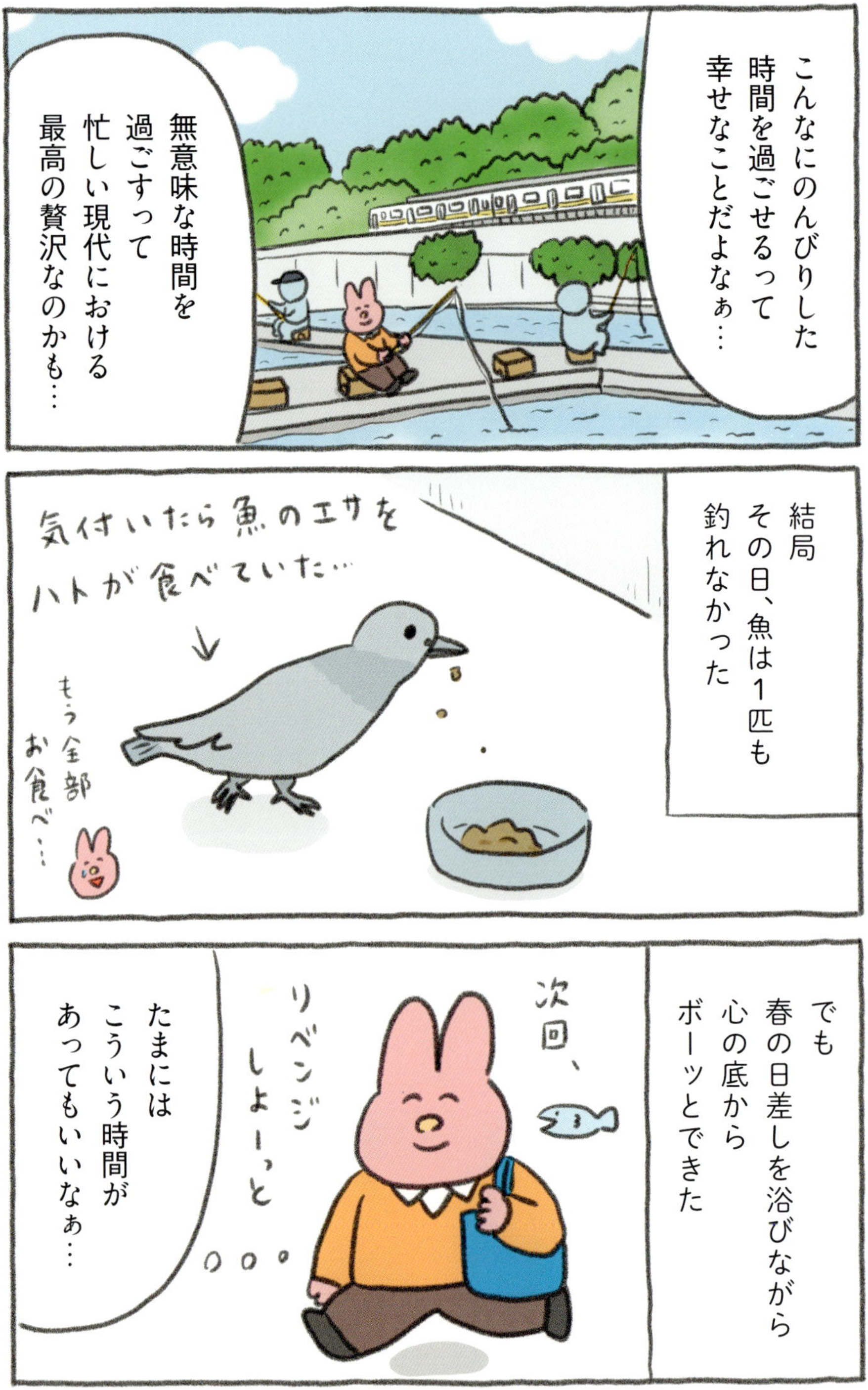

こんなにのんびりした時間を過ごせるって幸せなことだよなぁ…
無意味な時間を過ごすって忙しい現代における最高の贅沢なのかも…
結局その日、魚は1匹も釣れなかった
気付いたら魚のエサをハトが食べていた…
もう全部お食べ…
でも春の日差しを浴びながら心の底からボーッとできた
次回、
リベンジしよーっと
たまにはこういう時間があってもいいなぁ…

# 釣り堀で釣り糸を垂らして とことんボーッとしてみた

おすすめ度 ★★★ ／ かかった費用 1000円（1時間券+釣り竿+エサ代）

## 青空の下でのんびりと 釣り堀で感じるゆるやかな幸せ

以前から気になっていた釣り堀、JRの市ケ谷駅から見える「市ケ谷フィッシュセンター」へ行ってきました。

釣りなんてほとんどしたことがない自分でしたが、釣りをしながらボーッとしているおじさんたちを見ていたら、なんだか無性にうらやましくなって、吸い込まれるように入ってしまったのです。

漫画でも描いたように、結局この日、魚は1匹も釣れませんでした……。

でも、青空の下、何も考えずに魚が釣れるのを待っていたら、「は〜、のどかで幸せだなぁ」と心の底から感じました。

魚釣りは所詮は名目で、本当はゆるやかに流れる時間こそが有意義なものであり、釣りをする醍醐味のように感じました。

とはいえ、魚が釣れたらもっと楽しかったのかも（!）。

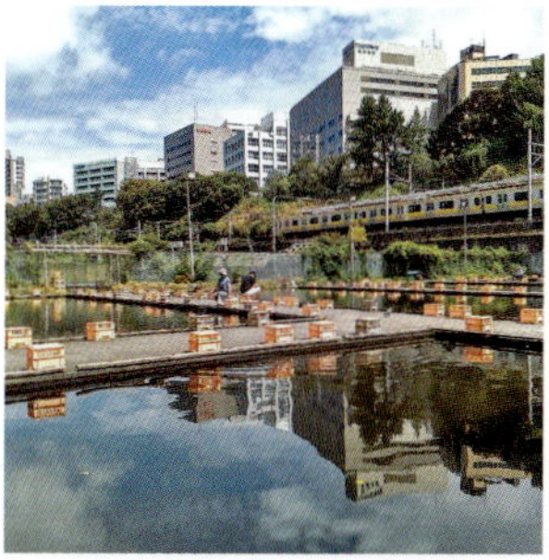

よく晴れた青空の下、走る電車を見ながらのんびりと釣りをする時間は、至福のとき。

## 人間の持つ根源的な喜びを釣りで味わう

釣りは、原始的な狩りの感覚を呼び起こす貴重な体験。「魚が釣れれば生きていけるんだ」という根源的な楽しさがあります。原始的な感覚が私たちのDNAに刻まれているんです。また、自然の中で過ごす時間自体にもリフレッシュ効果があります。たとえ釣れなくても、ただ頭を空っぽにするだけで、忙しい日常からの逃避となり、心が軽くなるのだと思います。

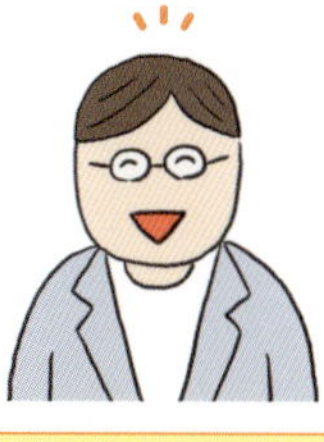

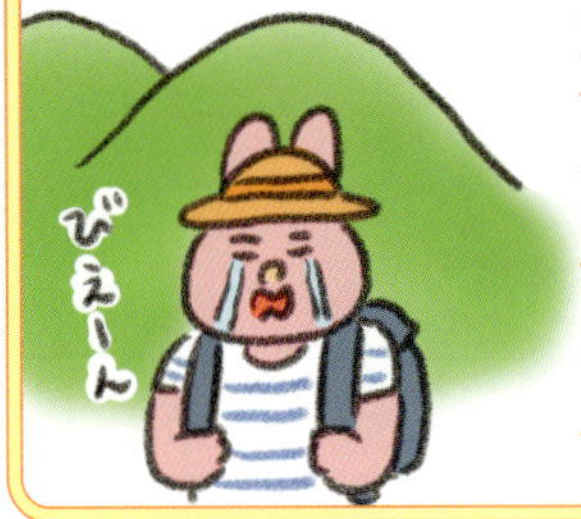
びえーん

# 運動不足を解消したくて登山に挑戦してみた

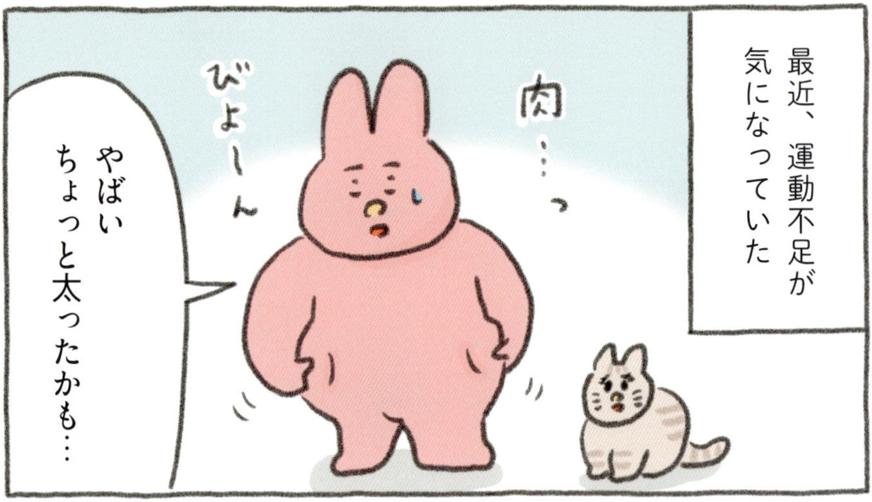
最近、運動不足が気になっていた
肉…っ
びよーん
やばい ちょっと太ったかも…

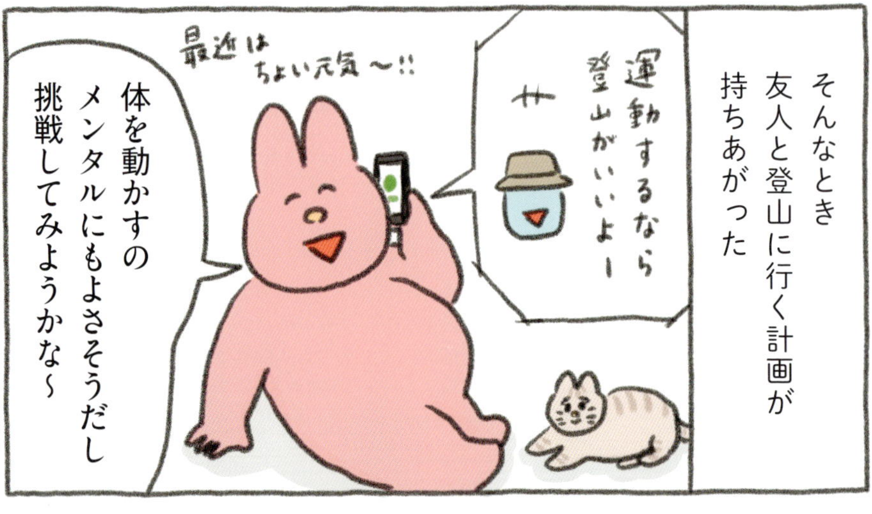
そんなとき友人と登山に行く計画が持ちあがった
運動するなら登山がいいよー
最近はちょい元気〜!!
体を動かすのもメンタルにもよさそうだし挑戦してみようかな〜

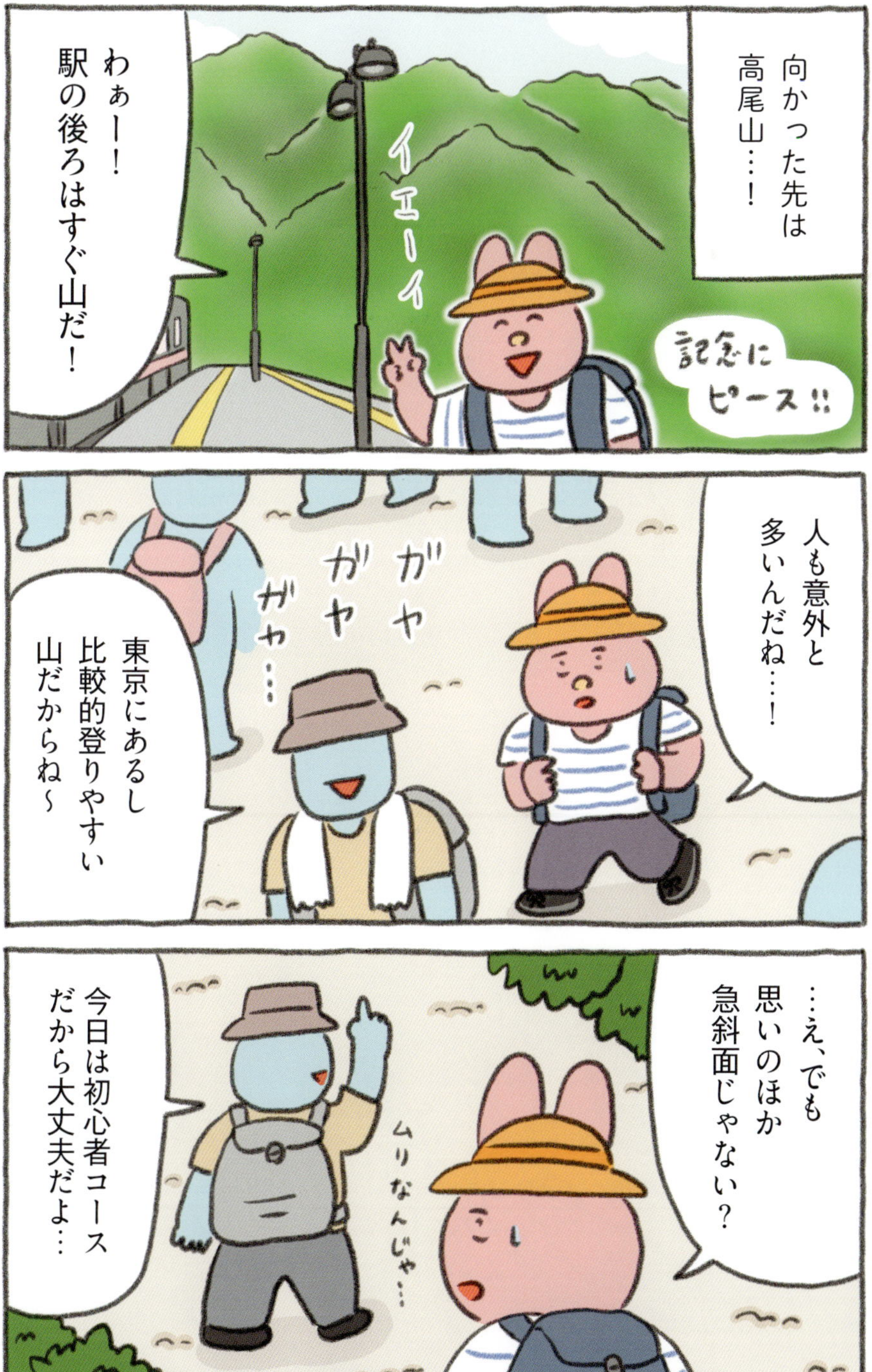
向かった先は
高尾山…！
わぁー！
駅の後ろはすぐ山だ！
イエーイ
記念にピース!!
人も意外と
多いんだね…！
ガヤ
ガヤ
ガヤ…
東京にあるし
比較的登りやすい
山だからね～
…え、でも
思いのほか
急斜面じゃない？
今日は初心者コース
だから大丈夫だよ…
ムリなんじゃ…

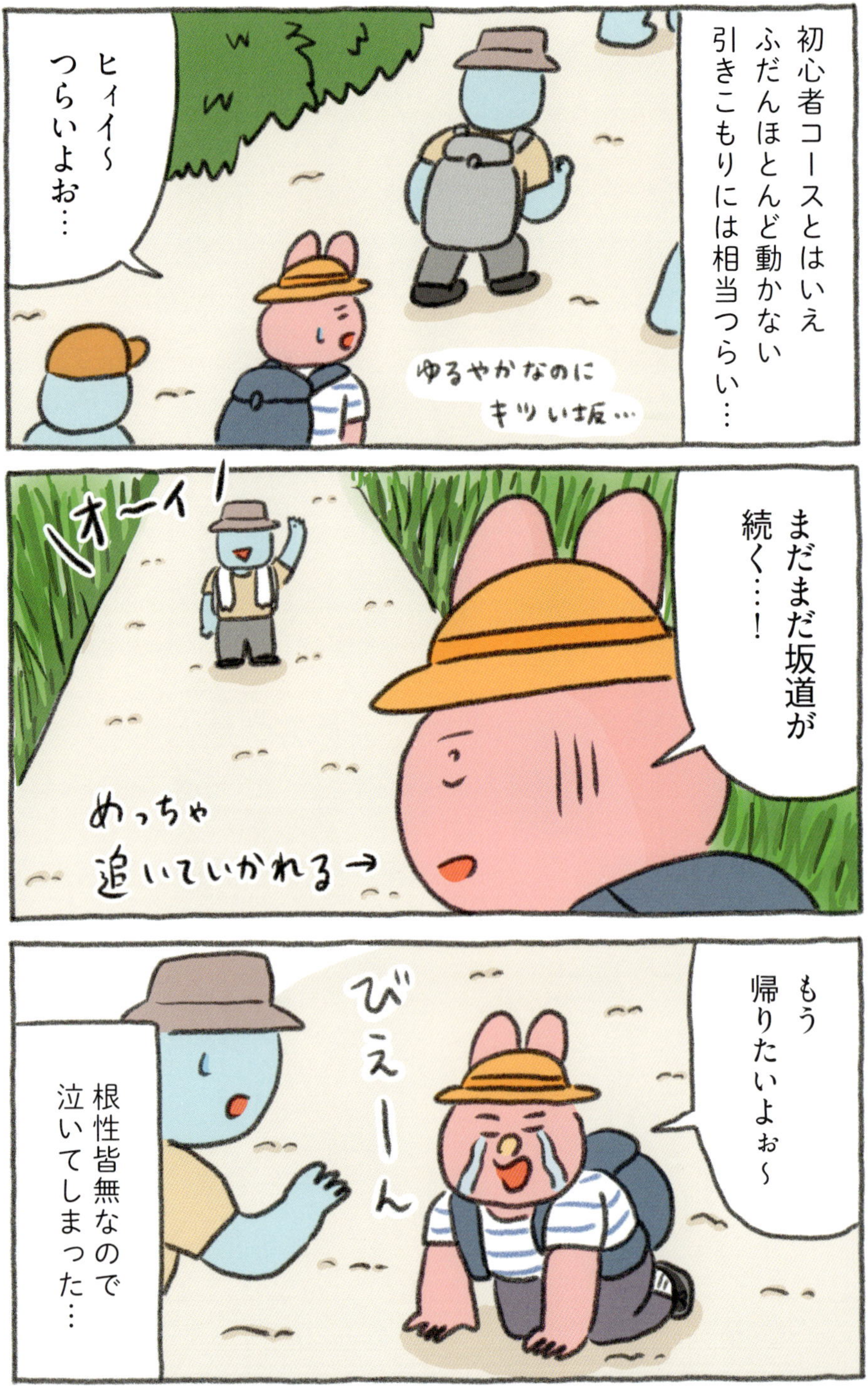
初心者コースとはいえ
ふだんほとんど動かない
引きこもりには相当つらい…
ヒィイ～
つらいよお…
ゆるやかなのに
キツい坂…
まだまだ坂道が
続く…！
オーイ！
めっちゃ
追いていかれる→
もう
帰りたいよぉ～
びえーん
根性皆無なので
泣いてしまった…

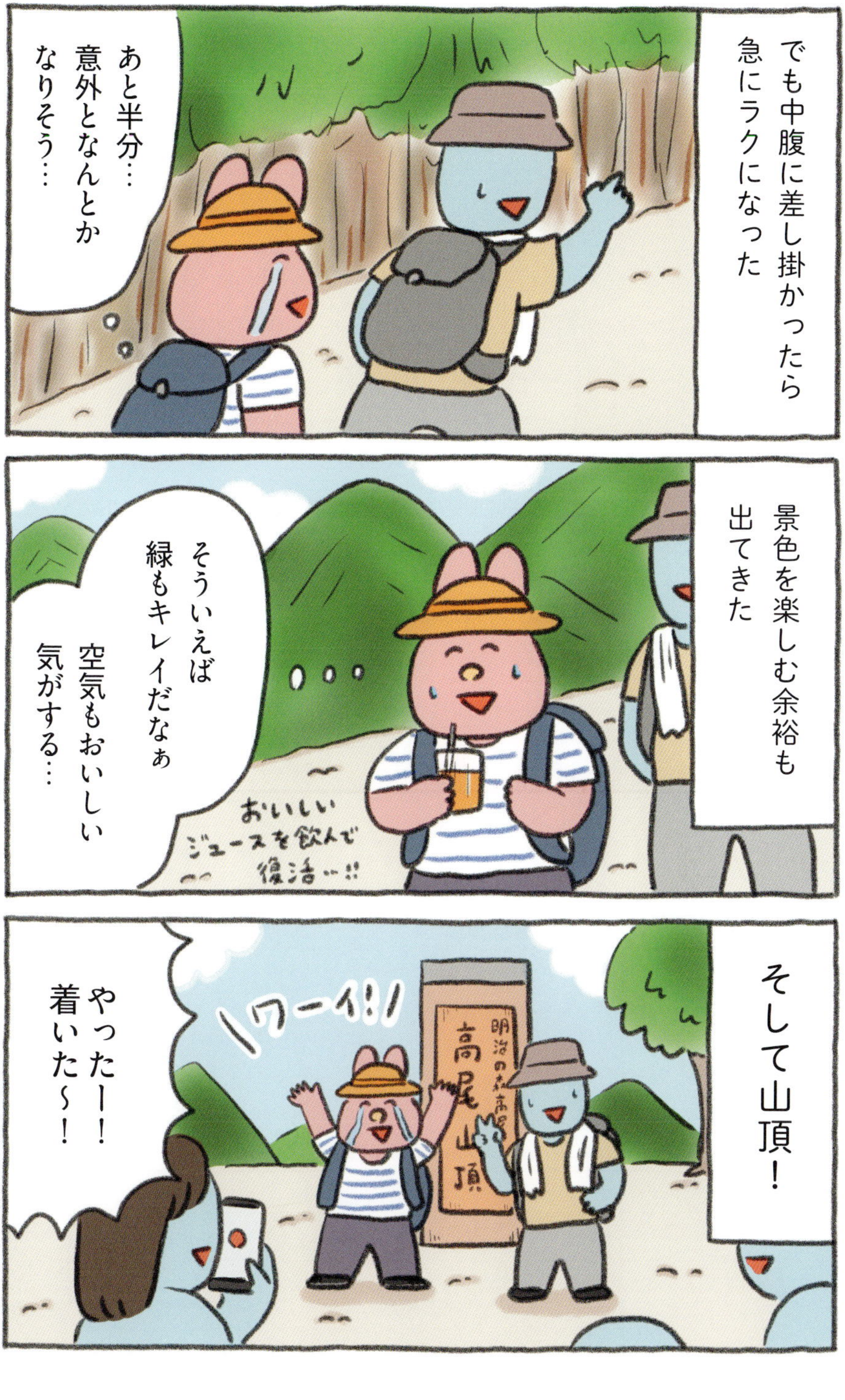

でも中腹に差し掛かったら急にラクになった
あと半分…意外となんとかなりそう…
景色を楽しむ余裕も出てきた
そういえば緑もキレイだなぁ
空気もおいしい気がする…
おいしいジュースを飲んで復活…!!
そして山頂!
明治の森高尾山頂
ワーイ!!
やったー!着いた〜!

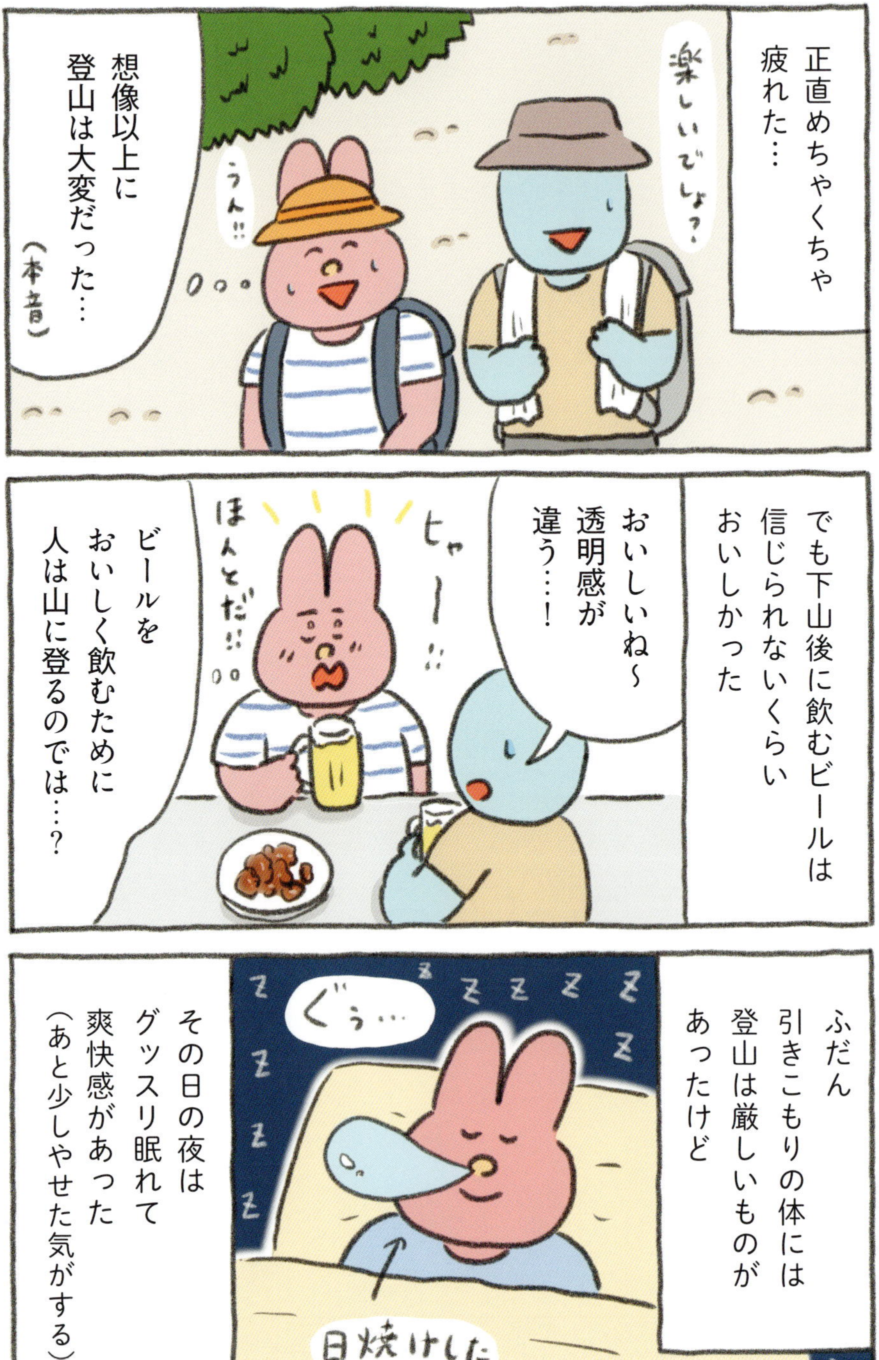
正直めちゃくちゃ疲れた…
楽しいでしょ？
うん!!
想像以上に登山は大変だった…
（本音）
でも下山後に飲むビールは信じられないくらいおいしかった
おいしいね～透明感が違う…！
ヒャー!!
ほんとだ!!
ビールをおいしく飲むために人は山に登るのでは…？
ふだん引きこもりの体には登山は厳しいものがあったけど
その日の夜はグッスリ眠れて爽快感があった（あと少しやせた気がする）
ぐぅ…
日焼けした

# 運動不足を解消したくて登山に挑戦してみた

おすすめ度 ★★☆ ／ かかった費用 490円（帰りのリフト）＋1300円（温泉）ほか飲食代

## 自然の中で心をリセット 登山がもたらす心地よい解放感

高尾山は初心者でも登れると聞いていたので、「よし、ちょっくら体を動かしてみるか」と友人からのお誘いにのって挑戦してみたのですが、思った以上に過酷でした……。

山のふもとから中腹までは、ゆるい上り坂がうねうねと続いているような山道。正直、何度も諦めようかと思いました。でも、山の中腹を越えたあたりから一気に登りやすくなってきました。あと、山は明らかに空気が違いますね。体の芯から浄化されている気分になりました。

頂上にはカフェがあり、そこで食べたソフトクリームがおいしいったら……！ 疲れた体に染み込んでいきました。

ふだん引きこもりの自分には生やさしいものではありませんでしたが、中腹まではリフトで登れるので、初心者の方はまずはリフトを使うといいのかも。

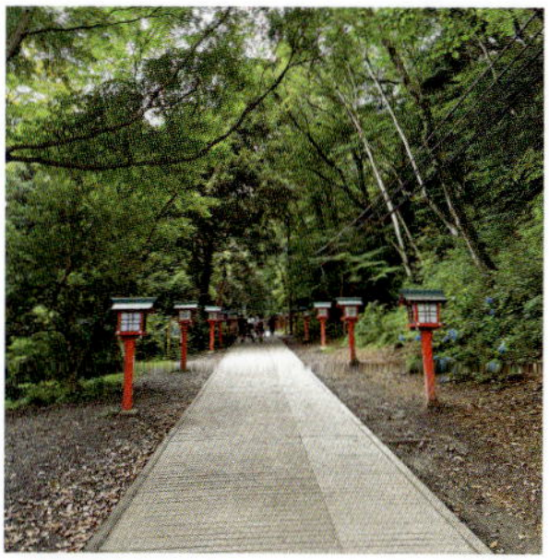

自然豊かな美しい山。川も流れているし、空気もキレイ。歩いているだけで癒やし効果が。

### 絶景とほどよい疲れで得られる、心地よさと達成感

登山は調子のいいときに挑戦すると、すばらしい体験になります。自分のエネルギーと疲労度をうまく調整することが重要で、挑戦できる適切なレベルの山を選びましょう。道中、少し苦しい思いをするかもしれませんが、登り切ることで達成感を得られます。しかし、元気がないときに無理をするとエネルギーを2倍消耗する可能性があるため、避けたほうが無難です。

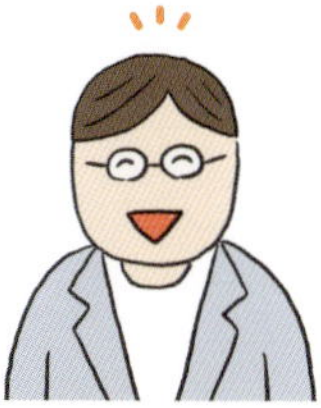

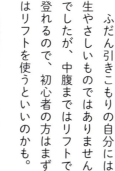

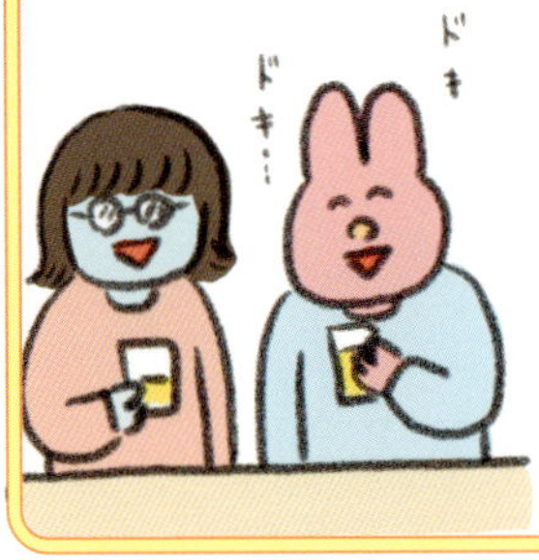
ドキ
ドキ…

# 見知らぬだれかと知り合いたくてビールフェスに行ってみた

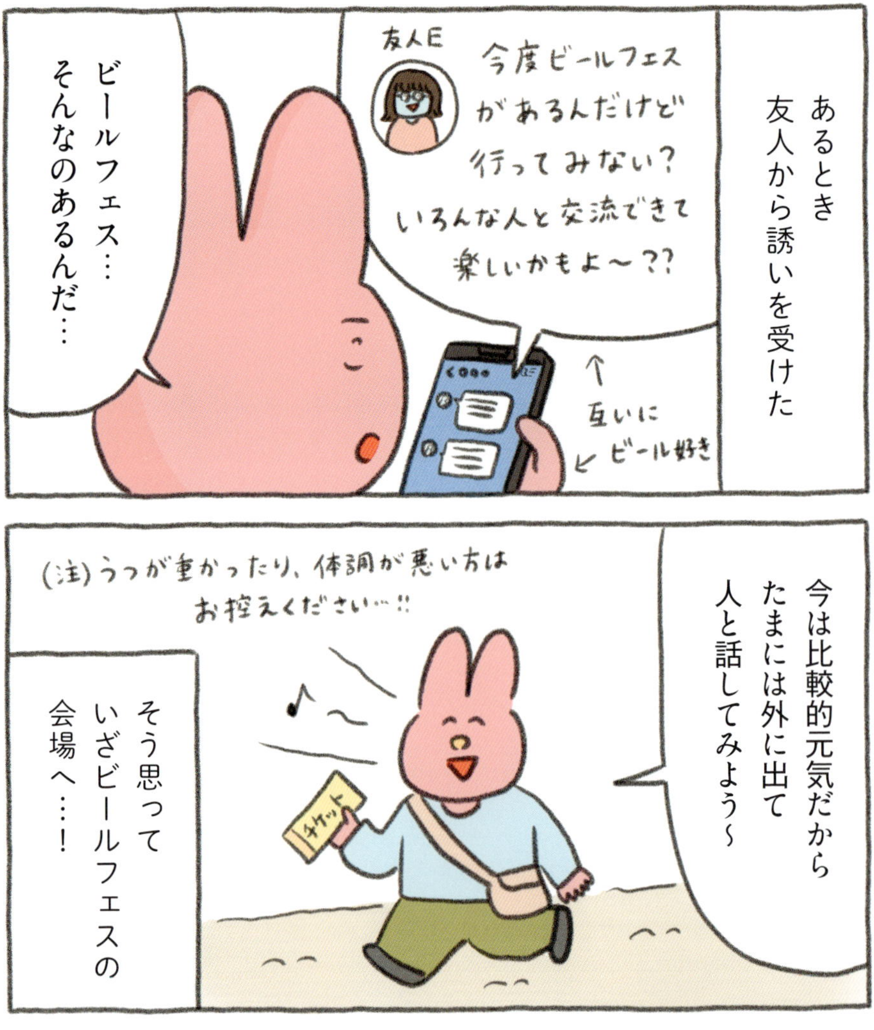
あるとき友人から誘いを受けた
友人E
今度ビールフェスがあるんだけど行ってみない？いろんな人と交流できて楽しいかもよ〜？？
互いにビール好き
ビールフェス…そんなのあるんだ…
今は比較的元気だからたまには外に出て人と話してみよう〜
(注)うつが重かったり、体調が悪い方はお控えください…!!
チケット
そう思っていざビールフェスの会場へ…！

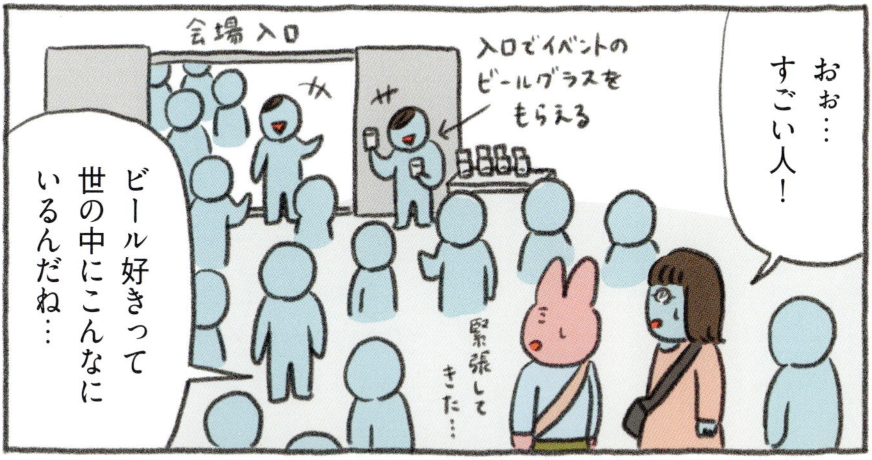
おお…すごい人！
会場入口
入口でイベントのビールグラスをもらえる
ビール好きって世の中にこんなにいるんだね…
緊張してきた…

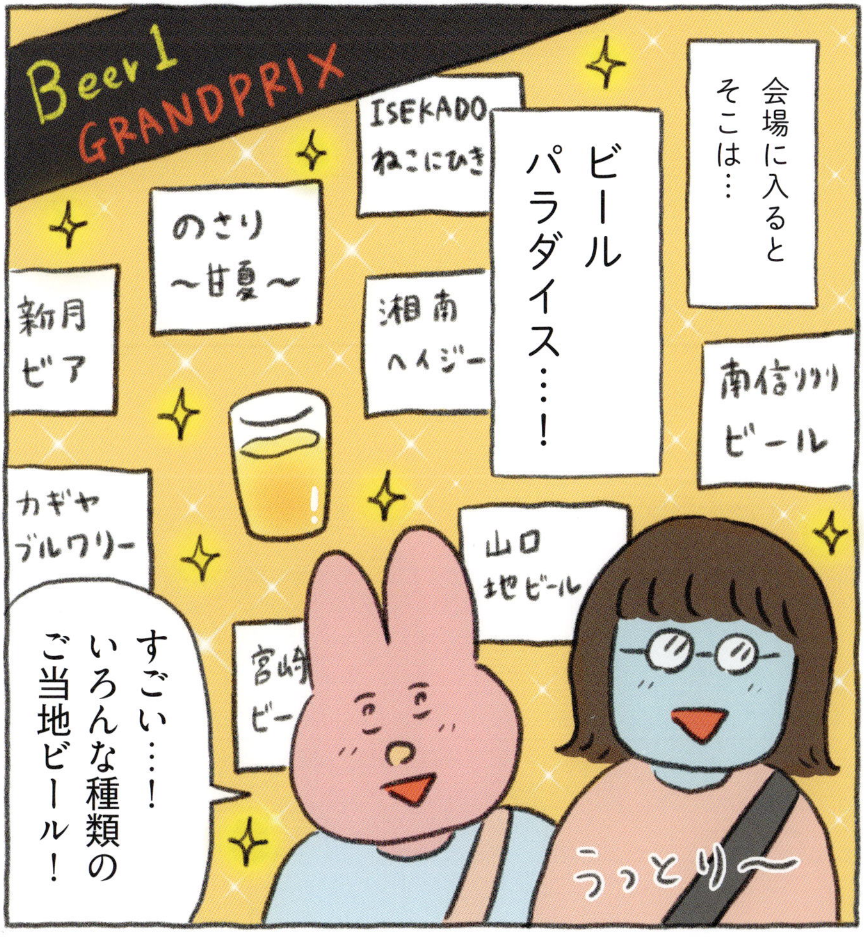
会場に入るとそこは…
ビールパラダイス…！
Beer1 GRANDPRIX
ISEKADO
ねこにひき
のさり〜甘夏〜
新月ビア
湘南ヘイジー
南信州ビール
カギヤブルワリー
山口地ビール
すごい…！いろんな種類のご当地ビール！
うっとり〜

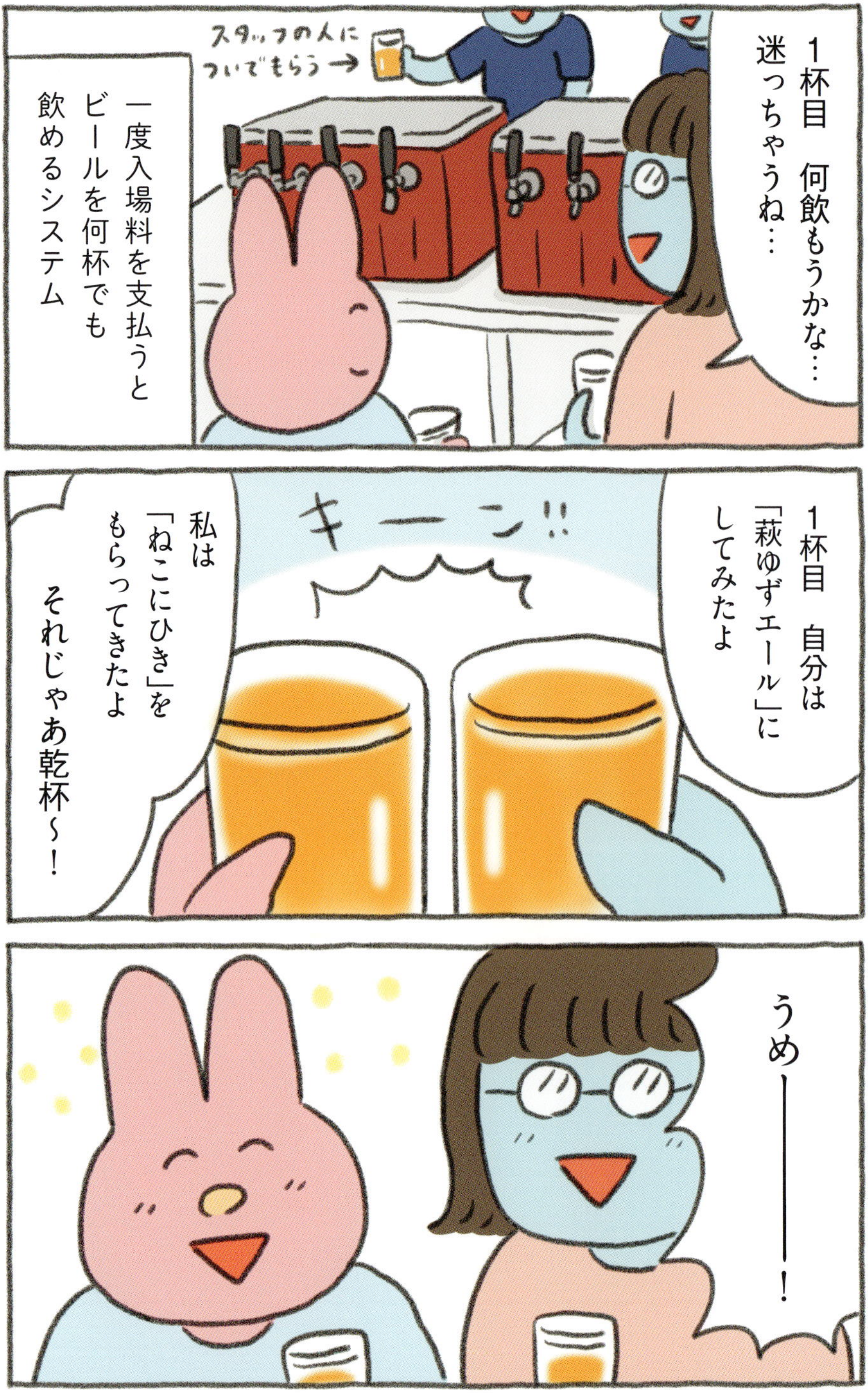
1杯目　何飲もうかな…
迷っちゃうね…
一度入場料を支払うと
ビールを何杯でも
飲めるシステム
スタッフの人に
ついでもらう→
1杯目　自分は
「萩ゆずエール」に
してみたよ
キーン!!
私は
「ねこにひき」を
もらってきたよ
それじゃあ乾杯～!
うめーーー!

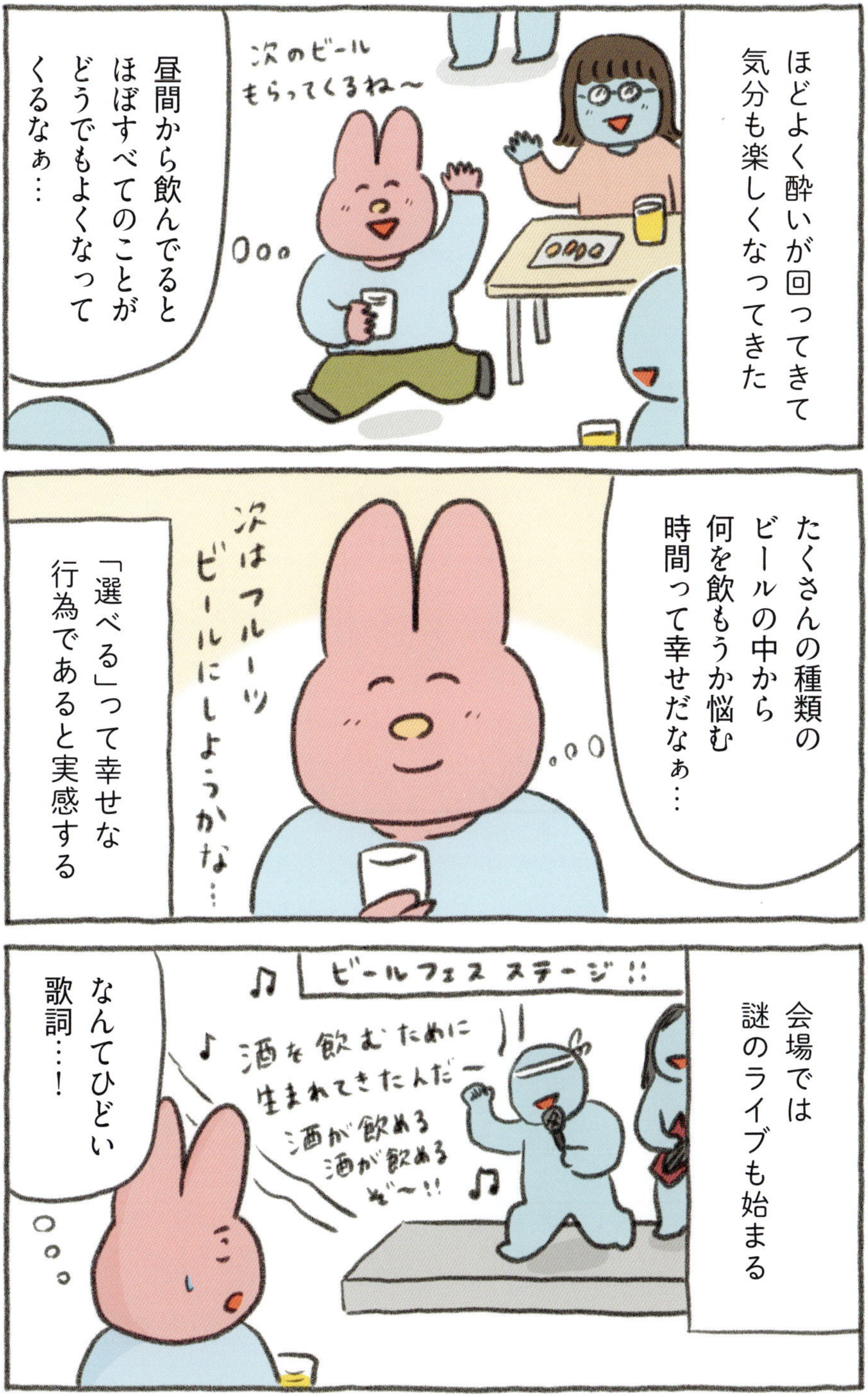
ほどよく酔いが回ってきて
気分も楽しくなってきた
次のビール
もらってくるね〜
昼間から飲んでると
ほぼすべてのことが
どうでもよくなって
くるなぁ…
たくさんの種類の
ビールの中から
何を飲もうか悩む
時間って幸せだなぁ…
次はフルーツ
ビールにしようかな…
「選べる」って幸せな
行為であると実感する
会場では
謎のライブも始まる
ビールフェス ステージ!!
酒を飲むために
生まれてきたんだー
酒が飲める
酒が飲める
ぞ〜!!
なんてひどい
歌詞…!

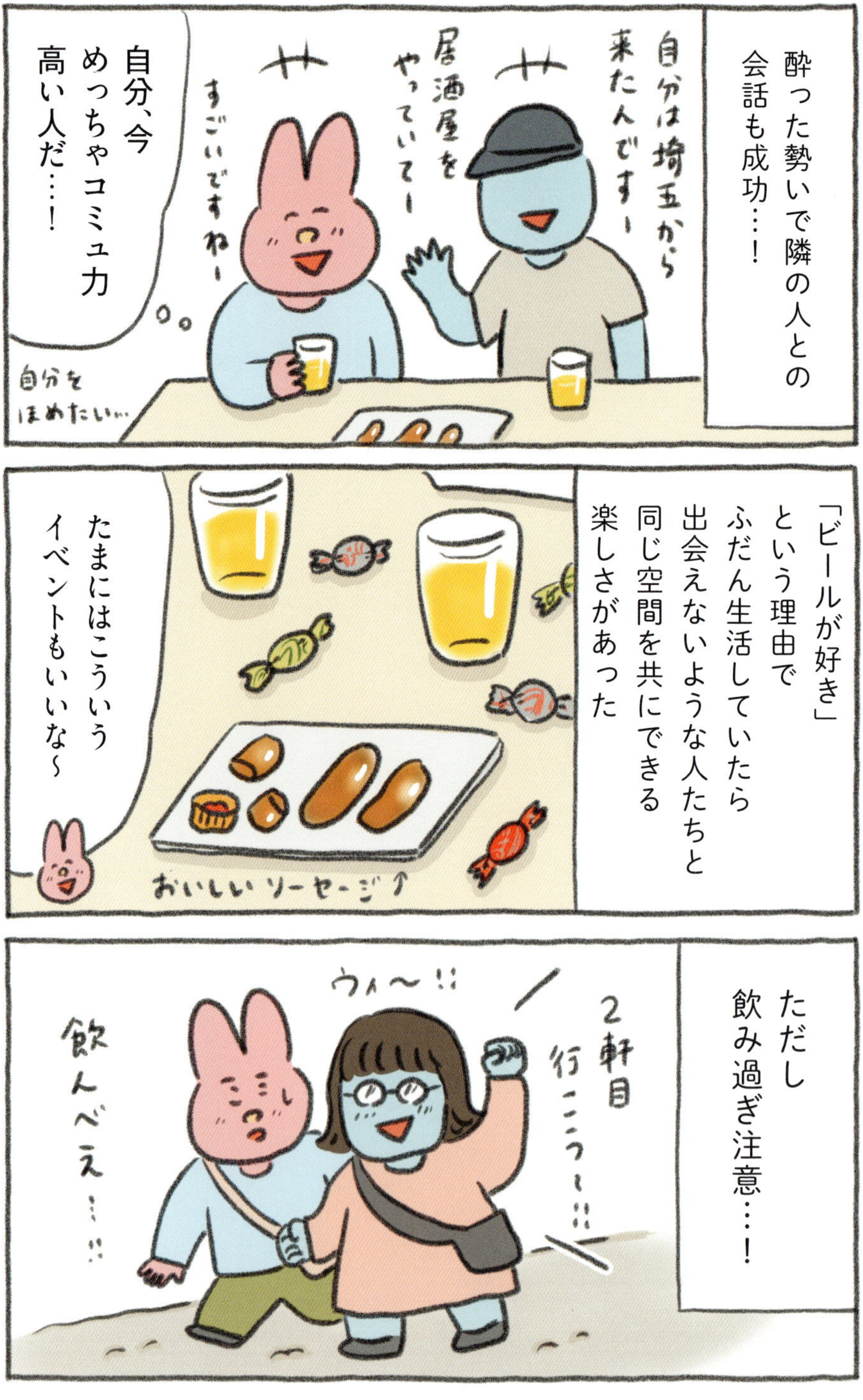

酔った勢いで隣の人との会話も成功…！
自分は埼玉から来たんですー
居酒屋をやっていてー
すごいですねー
自分、今めっちゃコミュ力高い人だ…！
自分をほめたい…
「ビールが好き」という理由でふだん生活していたら出会えないような人たちと同じ空間を共にできる楽しさがあった
たまにはこういうイベントもいいな～
おいしいソーセージ↑
ただし飲み過ぎ注意…！
ウィ～!!
2軒目行こう～!!
飲んべえ…!!

# 見知らぬだれかと知り合いたくて ビールフェスに行ってみた

おすすめ度 ★☆☆ ／ かかった費用 4800円（チケット代）

## ビール好きの楽園、ビールフェスで新たな刺激を感じて

今回、自分が行ったビールフェスは、全国各地のご当地ビールが飲み放題。来場者がいちばんおいしかったビールに投票して、今年のクラフトビールのグランプリを決めるというイベントでした。会場はものすごい人と熱気で、入場まで長い行列ができていたほど。

もともとビールは好きなのですが、自分は「ビールフェス」というものがあること自体知らなかったし、世の中にはこんなにビール好きな人がいるんだなぁと思うと、未知の世界をのぞいたようで、なんだか胸がワクワクしました。また、お酒の勢いもあってか、隣に居合わせた知らない人ともおしゃべりができました。

ふだん人とあまり話さない自分にとって、「こういうのって実はとてもいい機会なんじゃないか」と思いました。お酒に溺れたりするのはよくないけれど、こうしてお酒の力を借りることも、たまには悪くないのかも（ただ、これはあくまで自分が元気な状態のときだから楽しめたんだと思います。体調がすぐれない方やうつが重い方は、くれぐれもお酒はお控えくださいね）。

### 元気なときは心の解放を思い切り楽しんで

エネルギーに余裕があるときは、積極的に出かけてみると充実した気持ちを得られます。ただし、微妙なときは無理せず体調優先で。アルコールは体質に合った飲み方を心がけ、適度に楽しむことで心を解放できます。気分を紛らわそうとしてお酒を飲むのはよくない兆候。とくに、うつが重いときは、アルコールは厳禁。だれかにサポートを求めることが大切です。

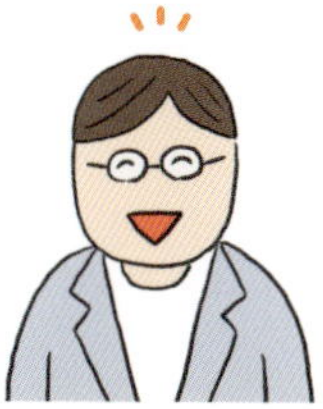

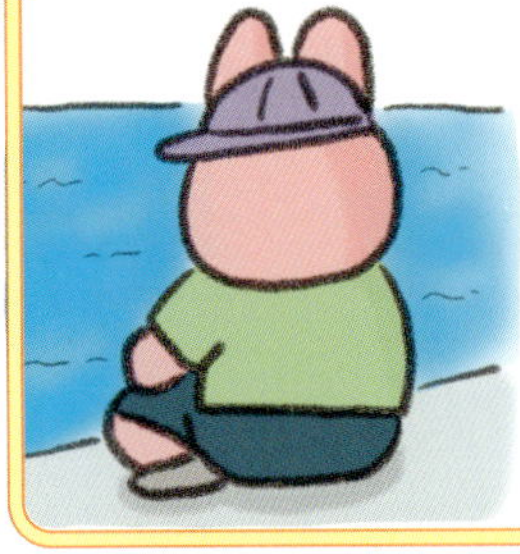

# 世知辛い俗世に疲れ だれもいない海に 行ってみた

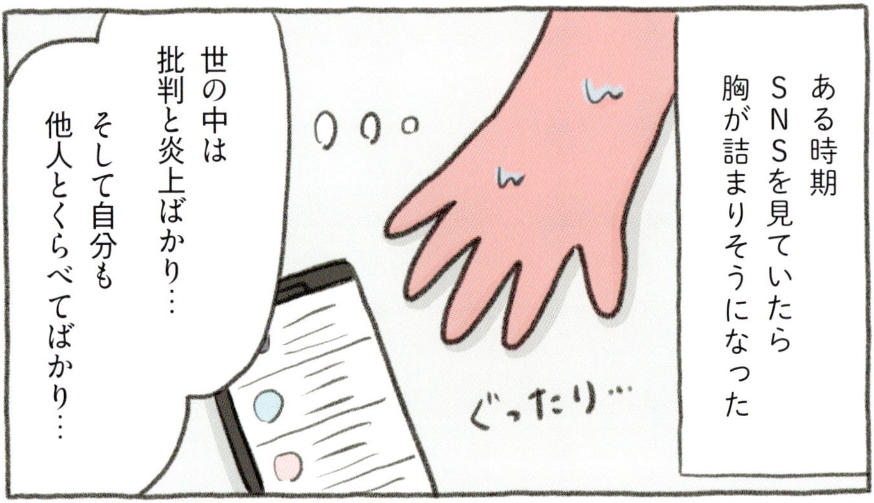
ある時期
SNSを見ていたら
胸が詰まりそうになった
ぐったり…
世の中は
批判と炎上ばかり…
そして自分も
他人とくらべてばかり…

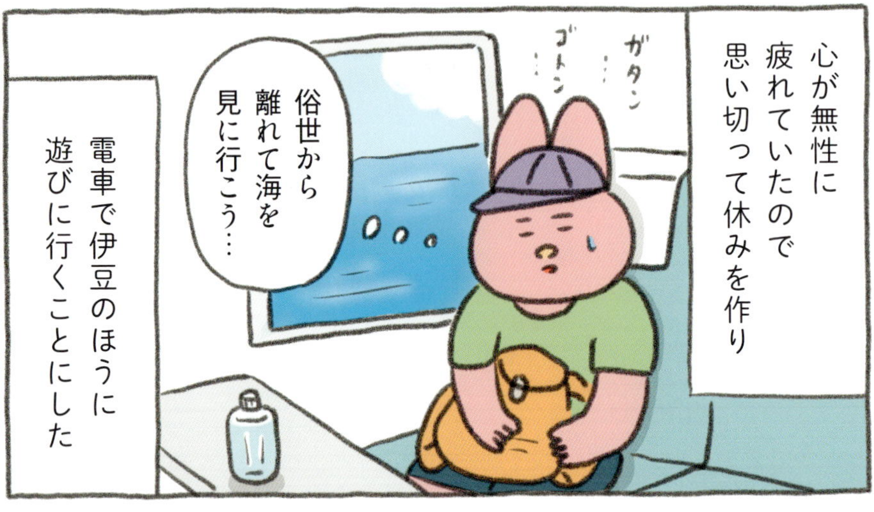
心が無性に
疲れていたので
思い切って休みを作り
ガタン…
ゴトン…
俗世から
離れて海を
見に行こう…
電車で伊豆のほうに
遊びに行くことにした

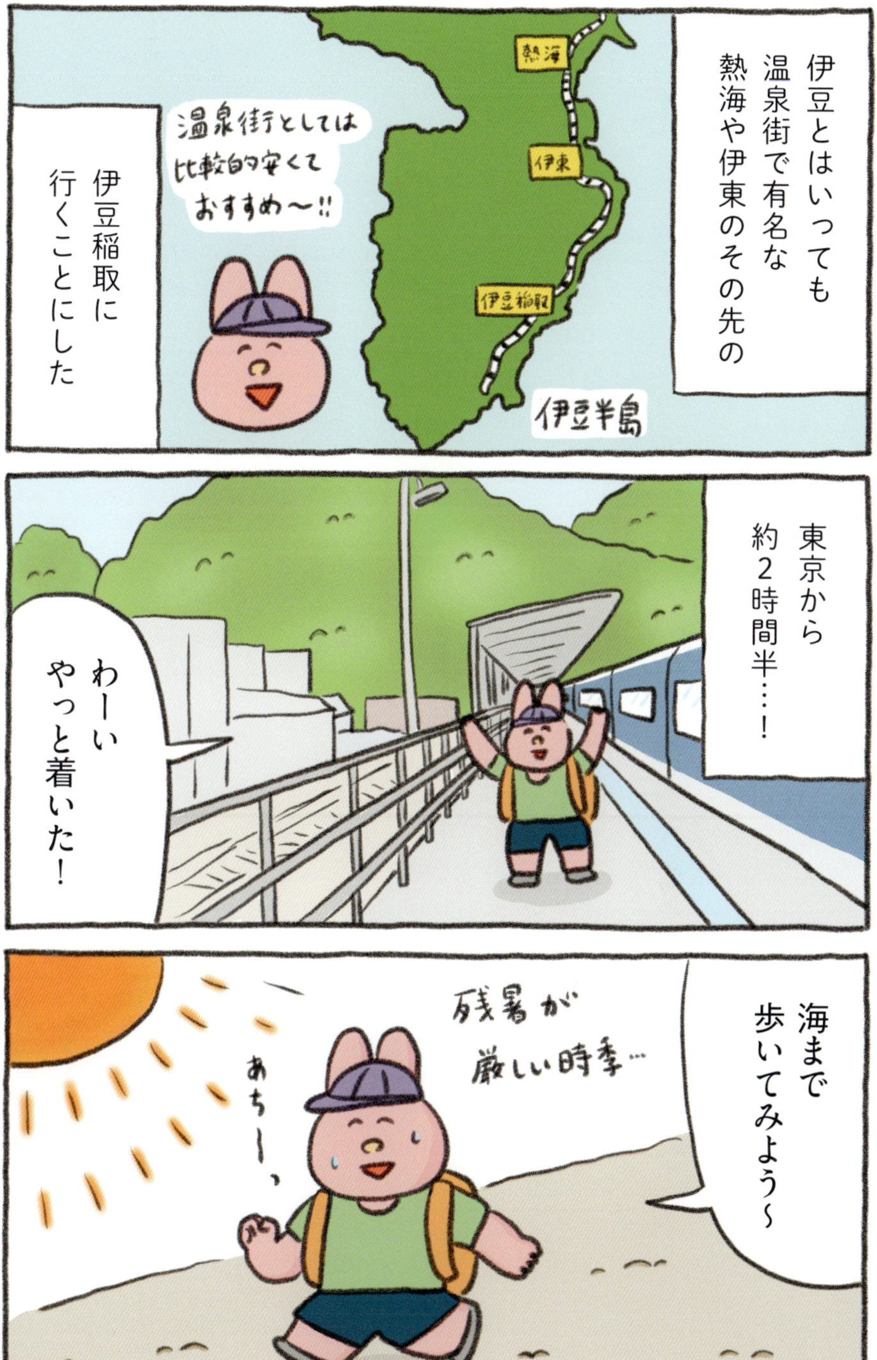
伊豆とはいっても
温泉街で有名な
熱海や伊東のその先の
熱海
伊東
伊豆稲取
伊豆半島
温泉街としては
比較的安くて
おすすめ～!!
伊豆稲取に
行くことにした
東京から
約2時間半…！
わーい
やっと着いた！
海まで
歩いてみよう～
残暑が
厳しい時季…
あちー、

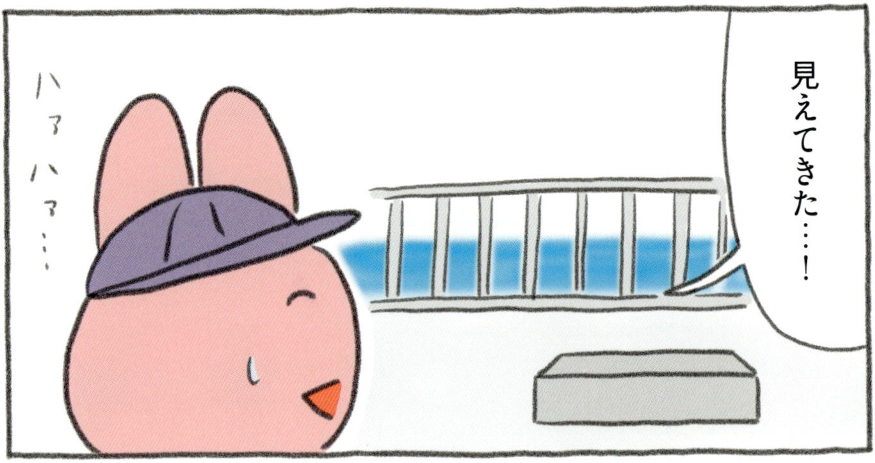
見えてきた…!
ハァハァ…

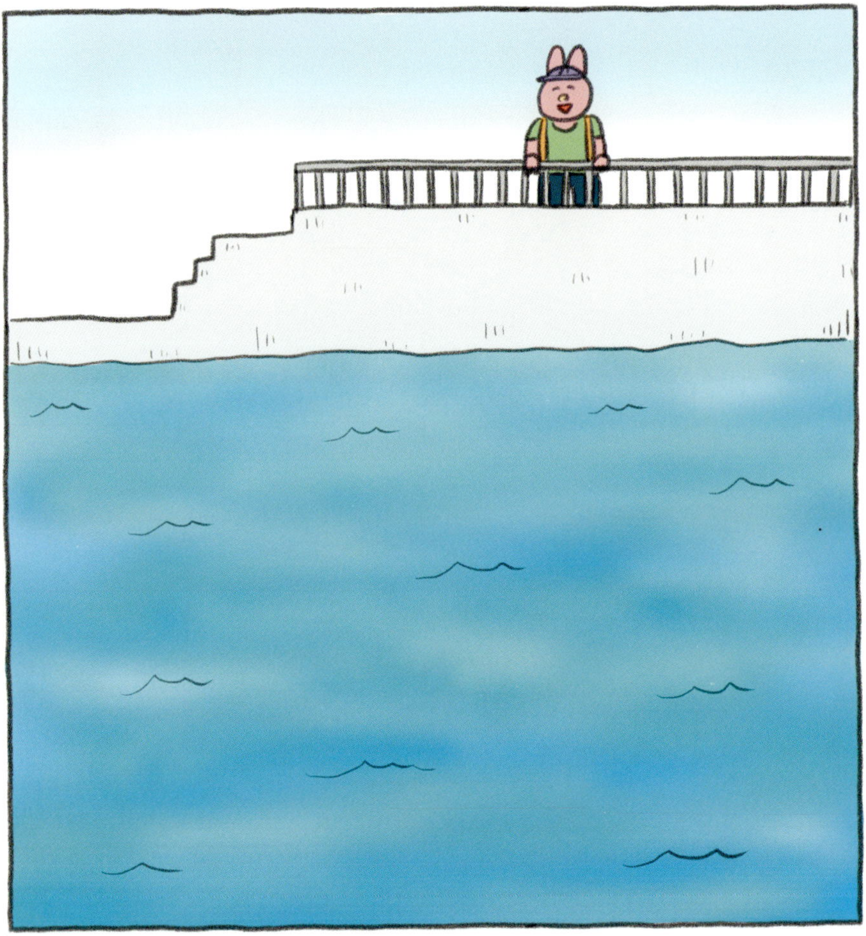

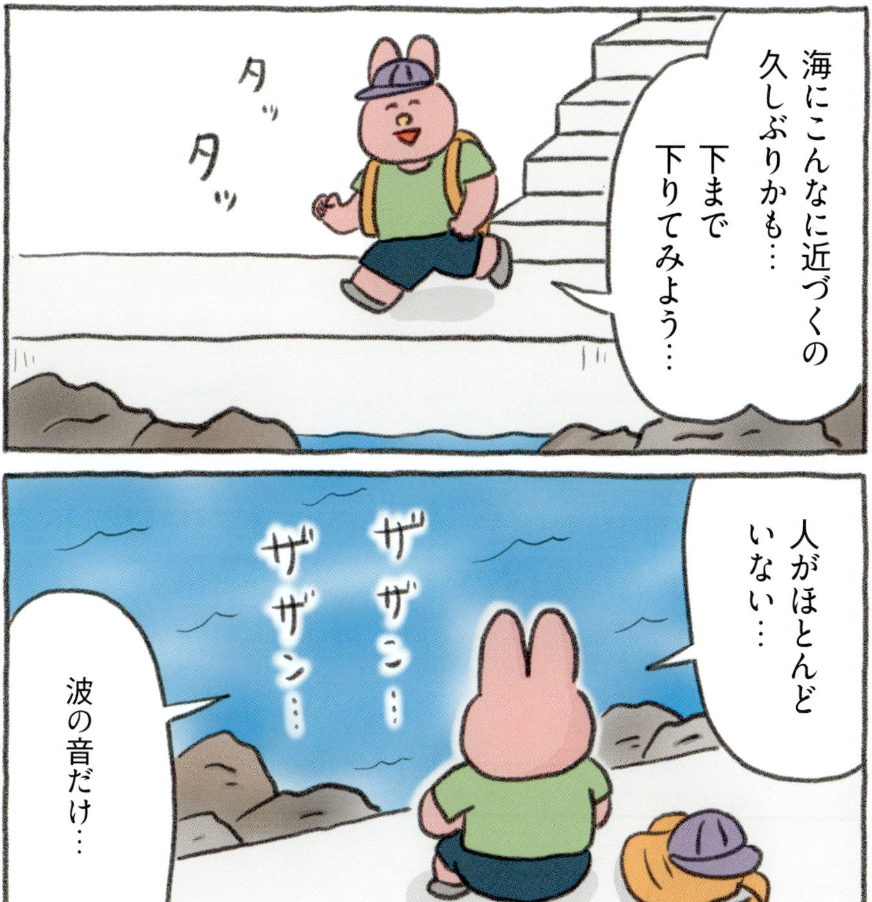
タッ
タッ
海にこんなに近づくの久しぶりかも…
下まで下りてみよう…
人がほとんどいない…
ザザン…
ザザン…
波の音だけ…
波の音を聞いていたらざわざわしていた心が落ち着いていくのがわかった
日常を忘れられる…
ザザン…
海って自然の楽器なんだなぁ
ザザン…
ザザン…
と1人で感傷に浸っていたら、

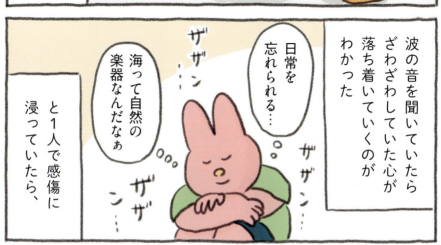

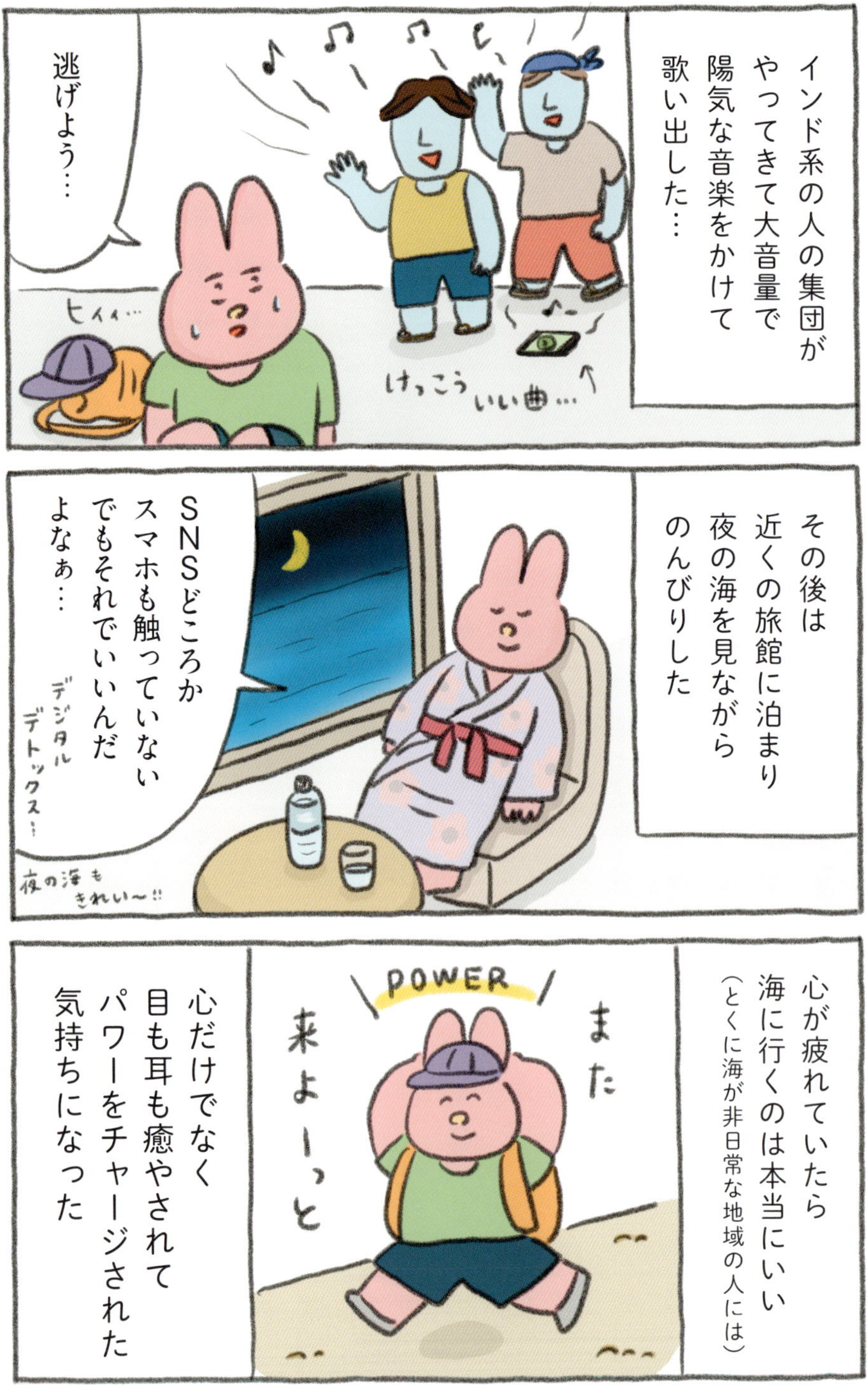
インド系の人の集団がやってきて大音量で陽気な音楽をかけて歌い出した…
けっこういい曲…
ヒィィ…
逃げよう…
その後は近くの旅館に泊まり夜の海を見ながらのんびりした
SNSどころかスマホも触っていないでもそれでいいんだよなぁ…
デジタルデトックス！
夜の海もきれい〜!!
心が疲れていたら海に行くのは本当にいい
（とくに海が非日常な地域の人には）
また来よーっと
POWER
心だけでなく目も耳も癒やされてパワーをチャージされた気持ちになった

# 世知辛い俗世に疲れ だれもいない海に行ってみた

おすすめ度 ★★★ ／ かかった費用 約32000円（食事付きの旅館宿泊代）

## 「母なる海」に包まれる 静けさと安らぎの癒やし旅

今回、伊豆稲取に行ったのは、8月の終わり。

夏の暑さのピークを過ぎた稲取の海は、とても静かでおだやかで、そして水が大変美しく、疲れた心を落ち着かせるにはちょうどいいタイミング。青々とした水平線を見ながら、ザザン、ザザン……という反復する波の音を聞いていると、ザワついていた心が自然と鎮まり、心と体が一つになるような落ち着いた気持ちになりました。

「母なる海」というように、海には根源的な安心感を抱かせる大きな力があるのだと感じます。本当に行けてよかった…。あと、無理して日帰りにするのではなく、思い切って旅館に泊まってみたのもよかった。

心が疲れているとき、心を癒やしたいとき、また稲取の海を見に行きたいです。

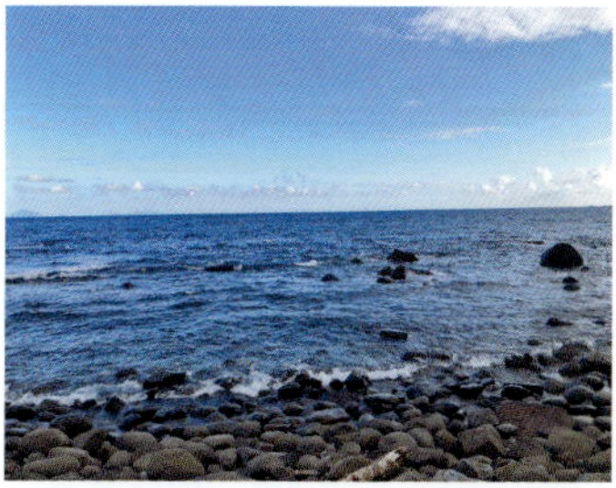

数年ぶりにゆっくり見た水平線。さえぎるものが何もないので、本当に地球の丸みを感じられる……。

### 海の大きさと懐の深さに身を委ねる

海は根源的な安心感を与えてくれる場所。静かな波の音に包まれることで、疲れた心が鎮まります。しかし、場所の移動にはエネルギーを使うため、遠方の場合は無理な日帰りは避け、旅館やホテルを利用するほうがリフレッシュできるでしょう。自分の体調や状況に合わせて、海に行くメリットを感じられるか見極めることが大切です。自分の心の声に耳を傾けてくださいね。

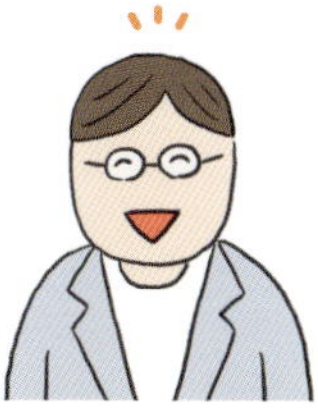

超幸せ

# 生きる意味を求め 海を越えて 台湾に行ってみた

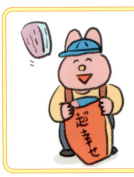

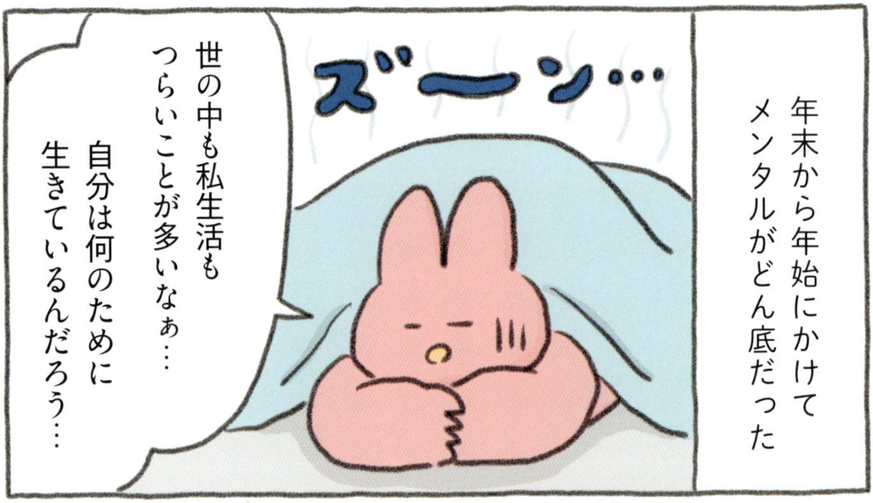
年末から年始にかけて
メンタルがどん底だった
ズーン…
世の中も私生活も
つらいことが多いなぁ…
自分は何のために
生きているんだろう…

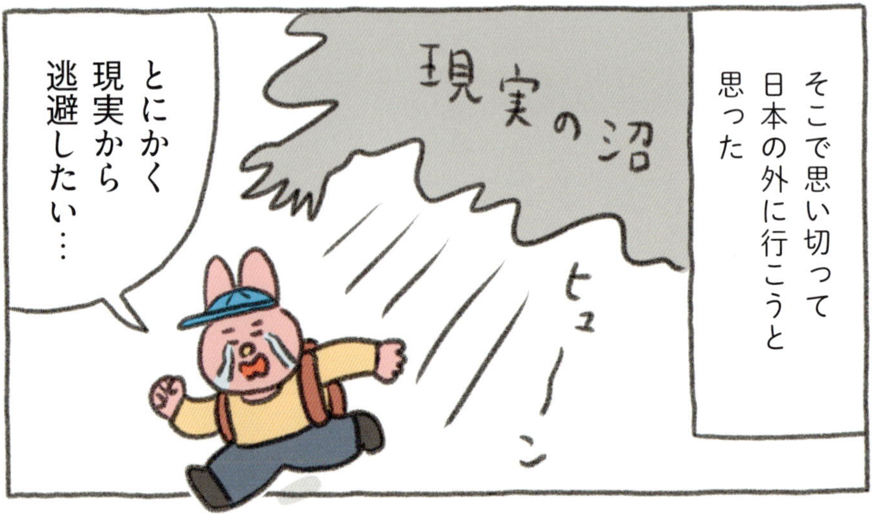
そこで思い切って
日本の外に行こうと
思った
現実の沼
ヒュ〜〜ン
とにかく
現実から
逃避したい…

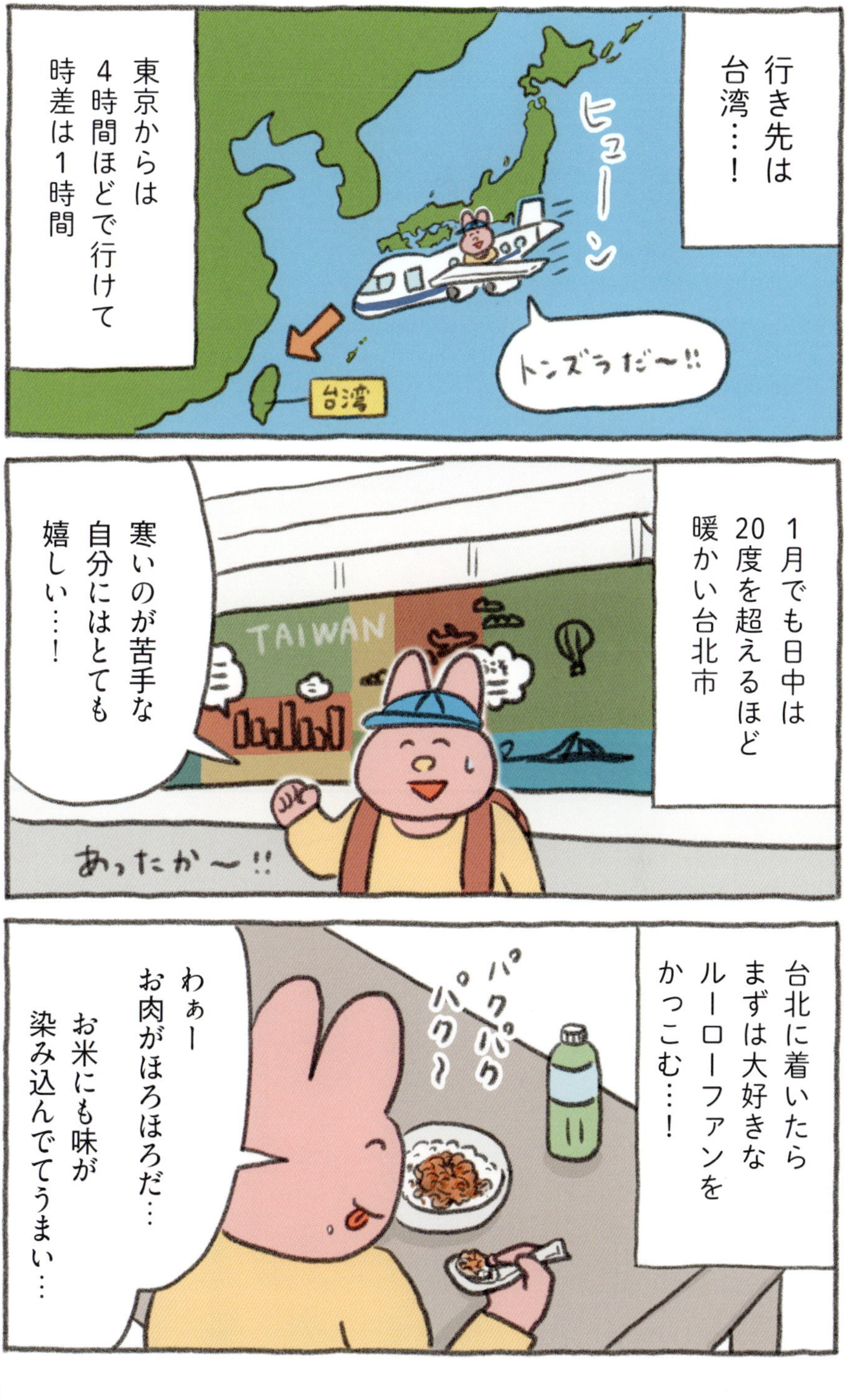
行き先は台湾…！
ヒューーン
トンズラだ〜!!
台湾
東京からは4時間ほどで行けて時差は1時間
1月でも日中は20度を超えるほど暖かい台北市
TAIWAN
寒いのが苦手な自分にはとても嬉しい…！
あったか〜!!
台北に着いたらまずは大好きなルーローファンをかっこむ…！
パクパクパク〜
わぁー
お肉がほろほろだ…
お米にも味が染み込んでてうまい…

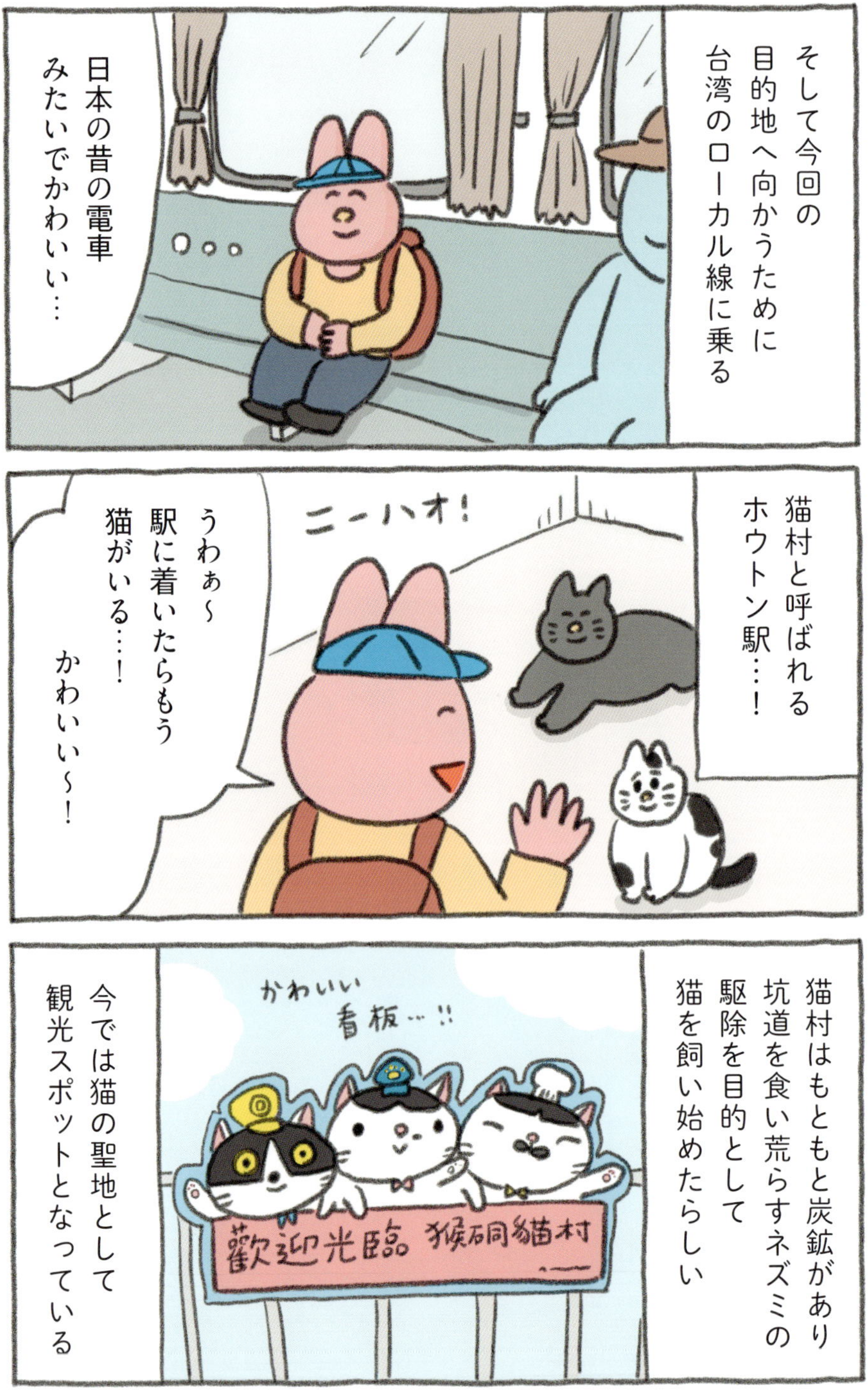

そして今回の目的地へ向かうために台湾のローカル線に乗る
日本の昔の電車みたいでかわいい…
猫村と呼ばれるホウトン駅…！
ニーハオ！
うわぁ～駅に着いたらもう猫がいる…！
かわいい～！
猫村はもともと炭鉱があり坑道を食い荒らすネズミの駆除を目的として猫を飼い始めたらしい
かわいい看板…!!
歡迎光臨 猴硐貓村
今では猫の聖地として観光スポットとなっている

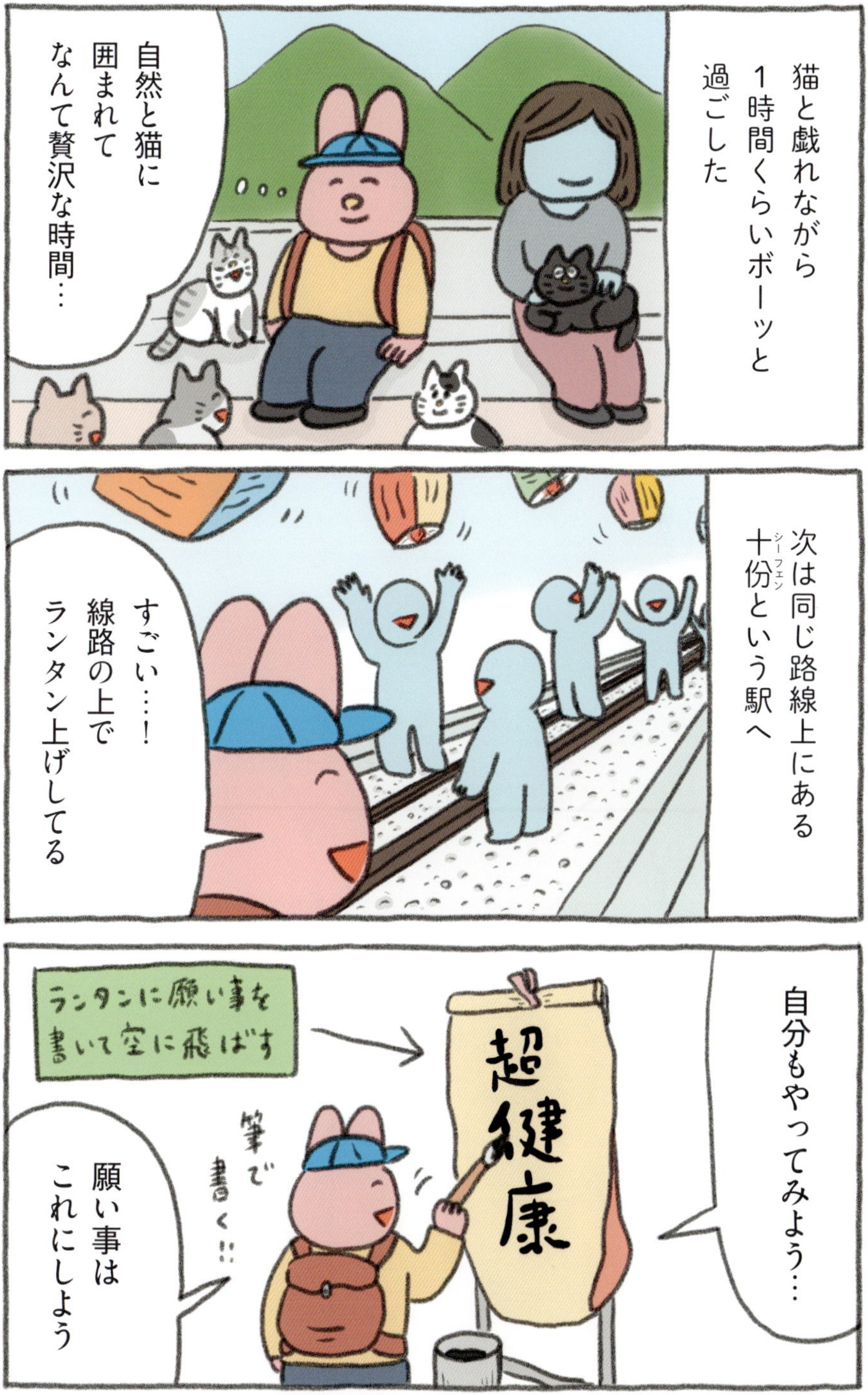
猫と戯れながら
1時間くらいボーッと
過ごした
自然と猫に
囲まれて
なんて贅沢な時間…
次は同じ路線上にある
十份《シーフェン》という駅へ
すごい…！
線路の上で
ランタン上げしてる
自分もやってみよう…
ランタンに願い事を書いて空に飛ばす
超健康
筆で書く!!
願い事は
これにしよう

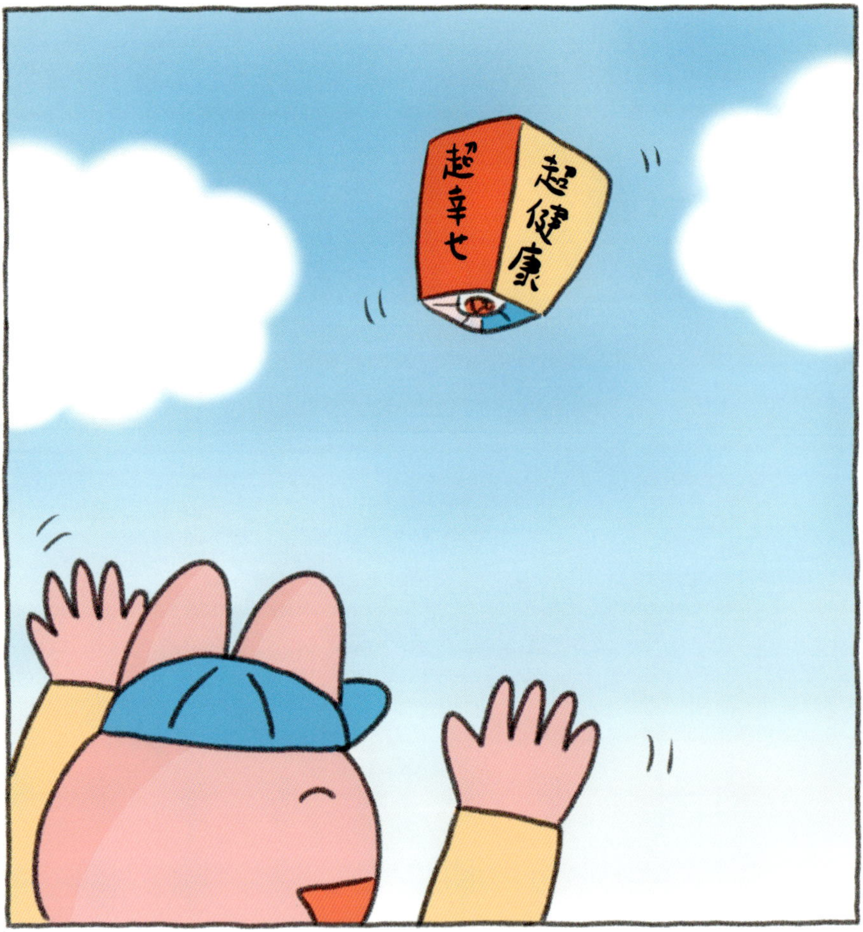

超健康
超幸せ


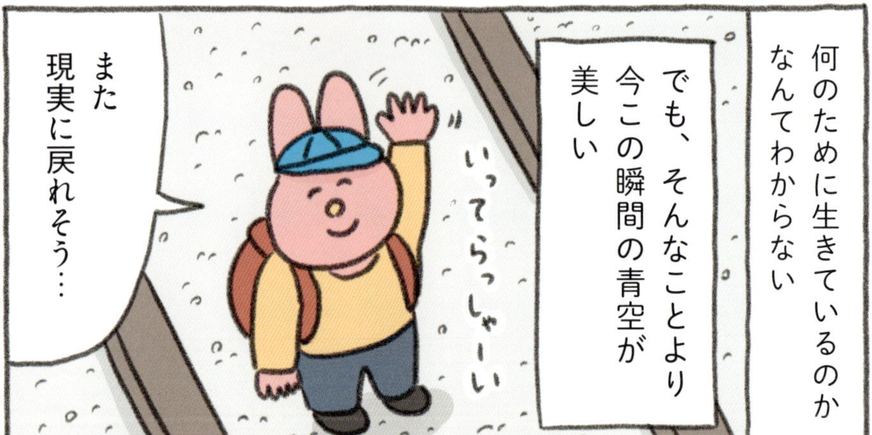

何のために生きているのか
なんてわからない
でも、そんなことより
今この瞬間の青空が
美しい
いってらっしゃーい
また
現実に戻れそう…

# 生きる意味を求め海を越えて台湾に行ってみた

おすすめ度 ★★☆ ／ かかった費用 約80000円（ツアー料金+飲食代+ランタン上げ体験代など）

## 窮屈な日常から解放される3泊4日の台湾の旅

今回、台湾に滞在した時間は3泊4日。おいしいものをたくさん食べて、日本にはない景色をたくさん見て、異なる文化圏の日常を肌で感じることができて、心がとてもリフレッシュしました。

「メンタルが落ちているときに海外旅行はよくない」という話も聞きますが、体力と相談しながら無理のない範囲であれば、自分はそんなに悪いものじゃないと思っています。日ごろの生活で、心が窮屈になって息苦しさを感じたとき、自分の進みたい道が見えなくなったときに、今いる世界だけがすべてではないと心の枷《かせ》を外してくれるきっかけになると思うからです。

自分の心と体に相談しながら、これからも外の世界をできるだけ見に行けたらいいなと思っています。

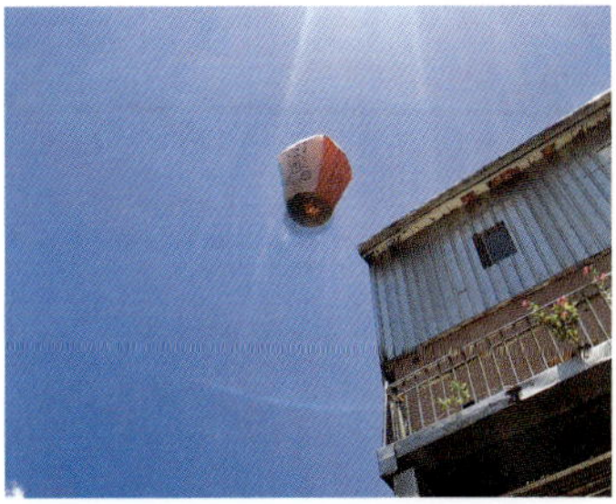

十份のランタン上げ。願い事は、「超幸せ」「超健康」「猫と幸せに暮らしたい」「みんな元気でいてほしい」。

### 非日常に触れ、心の充実感と解放感に浸る

海外旅行は心のリフレッシュに効果的です。新しい文化や景色に触れることで視野が広がり、日ごろのストレスから解放されます。言葉や文化の違いによる緊張感が刺激となり、新たな発見をもたらすかもしれません。ただし、時差や移動によるエネルギー消費が大きいため、体力に余裕があるときに楽しむのが理想。旅行後はしっかりと休息を取り、心身を整えることが大切です。

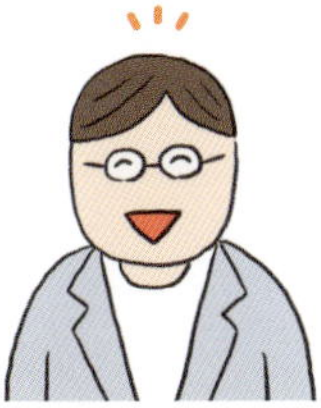

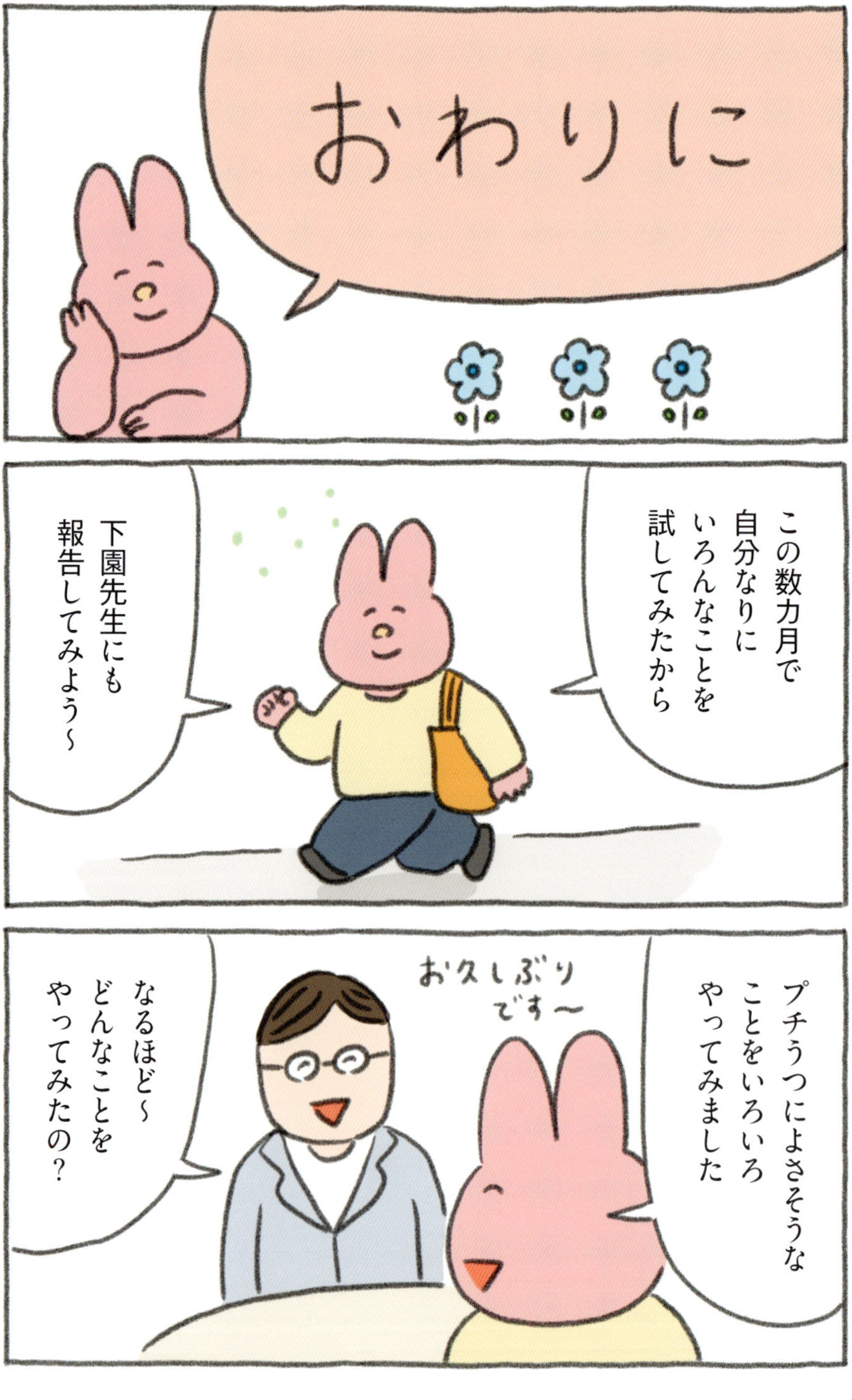
おわりに
この数カ月で自分なりにいろんなことを試してみたから
下園先生にも報告してみよう〜
プチうつによさそうなことをいろいろやってみました
お久しぶりです〜
なるほど〜どんなことをやってみたの？

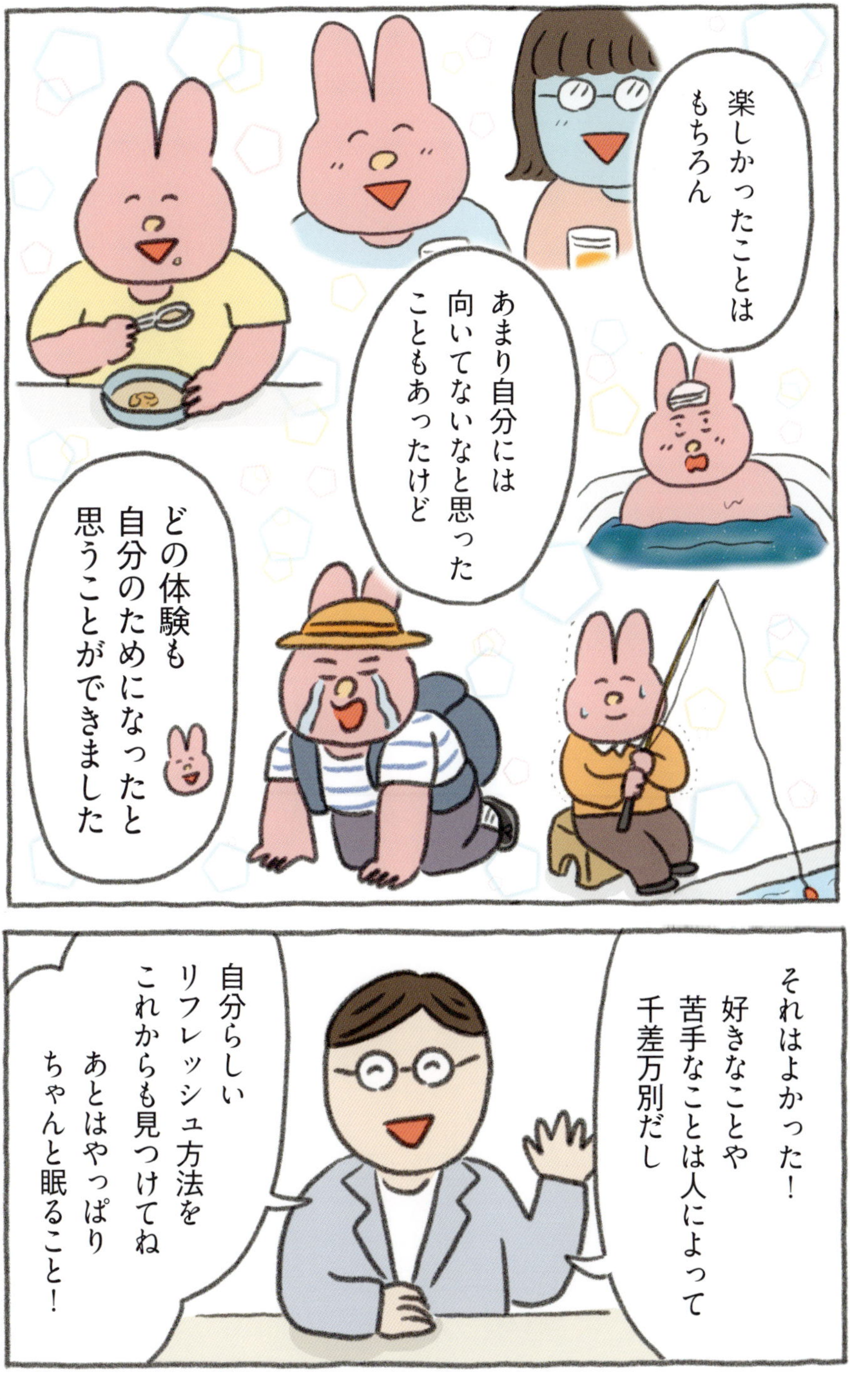
楽しかったことはもちろん
あまり自分には向いてないなと思ったこともあったけど
どの体験も自分のためになったと思うことができました
それはよかった！好きなことや苦手なことは人によって千差万別だし
自分らしいリフレッシュ方法をこれからも見つけてね あとはやっぱりちゃんと眠ること！

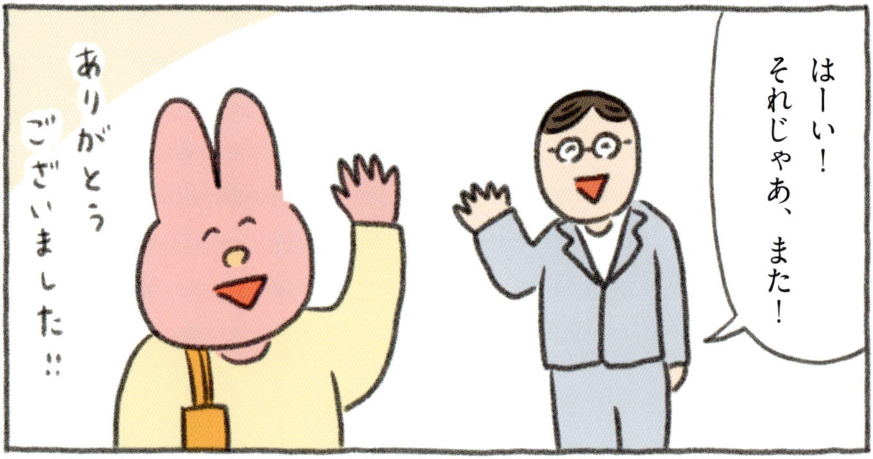
はーい！
それじゃあ、また！
ありがとうございました!!

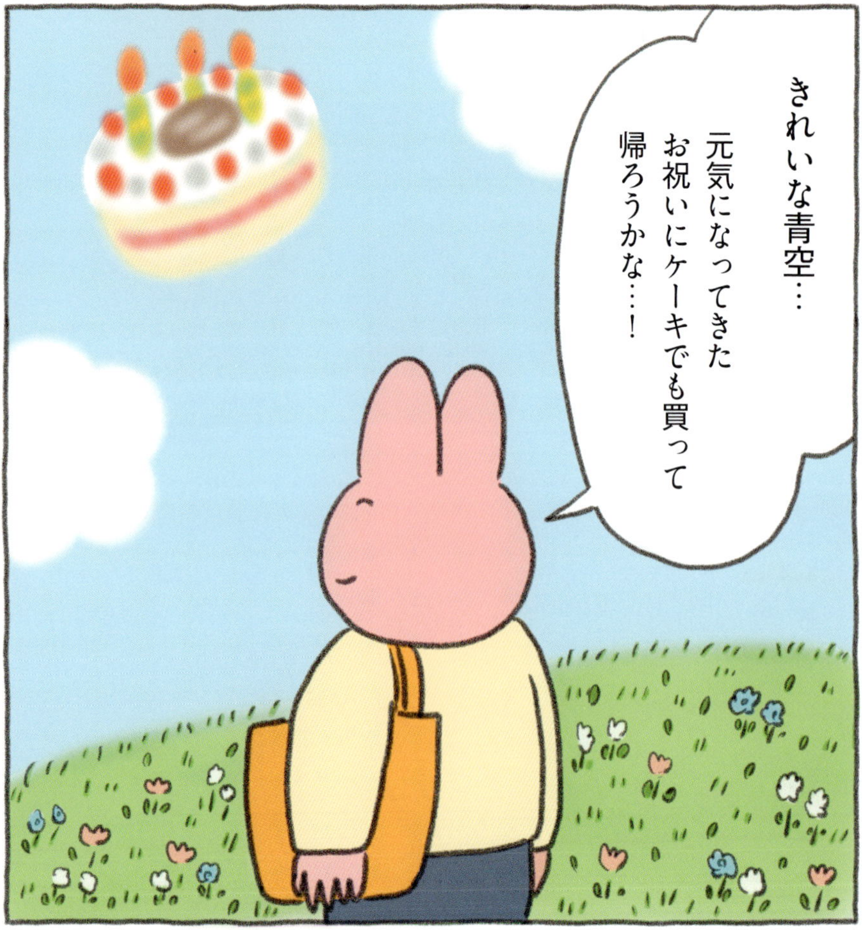
きれいな青空…
元気になってきた
お祝いにケーキでも買って
帰ろうかな…！

# 忙しいときこそ
# あえて立ち止まってみる

実はこれを書いている今（11月の半ば）、ちょっとプチうつ気味でした。

というのも、毎年恒例の「冬季うつ」の季節が近づいてきたことに加え、たまたま複数の仕事が重なってしまったことで、精神的にも肉体的にもキャパオーバーになってしまい、蓄積した疲労がなかなか抜けなくて、なんとなく元気が出ない日々が続いていたのです。

そんなときに思い出したのが、この本で描いたさまざまな体験でした。そうだ、こんなときこそ「おうち入院」をしてみようと思い立ち、自分で描いた漫画を読み返しながら、再び試してみたのです。

一日8時間以上寝て、好きな入浴剤を入れてお風呂にゆっくり浸かって休む。そんな生活を3日続けたら、体力も回復してきて、スッキリした気持ちを取り戻すことができました。あらためて休むことって大切だなぁと実感しました。

この本では、メンタルが落ちたときに自分がやってよかったことを描きましたが、必ずしもすべての人にとってこれが正解というわけではありません。ただ、とくにうつ状態で冷静な判断ができないとき、さまざまな休み方があるということを知っておくだけでも随分ラクになるのではないかと思います。一つの選択肢として試していただき、少しでも元気になってくれたら嬉しいです。

最後に、この本を読んでくださったみなさま。本当にありがとうございました。またどこかでお会いしましょう……！

# メンタルは強くしたいと思うほど弱くなってしまうものなんです

よく「メンタルが強い」、もしくは「弱い」などといいますが、本当の「強さ」とは何でしょうか。折れないことが強さと考えがちですが、それは違います。実は、メンタルを強くしようと意気込むほど、かえって心は硬く、脆《もろ》くなってしまうものなのです。

メンタルが強い人とは、「大人の心」を持っている人のことです。成熟した心を持ち、他者を受け入れたり、受け流したりする力が備わっています。一方で、「子どもの心」とは、大人や組織にとって扱いやすい人を指します。我慢強く、忍耐強く、植え付けられた「こうあるべき」に従う心です。しかし、硬い心はポキンと折れてしまうことがあります。

実際、うつでメンタルが破綻してしまうのは、メンタルが相当強かった人たちです。現代はどんなに頑張っても相対評価になりがちで、達成感を得にくい時代です。その中で、がむしゃらに頑張るだけでは心が疲れてしまいます。

大人の心とは、自分を理不尽に否定されたときでも、「ああ、そうですか」とのらりくらりと受け止め、「そういう考え方もあるよね」と他者の価値観を認められる心です。いわば、自分を許し、いたずらに自信を失うことなく、自分を励まして気持ちを立て直すことができる心のことです。頑張ってもどうしようもないことに執着せず、頑張らずに諦めることができる力こそが大切なのです。たった一つの考え方に固執せず、柔軟に対応

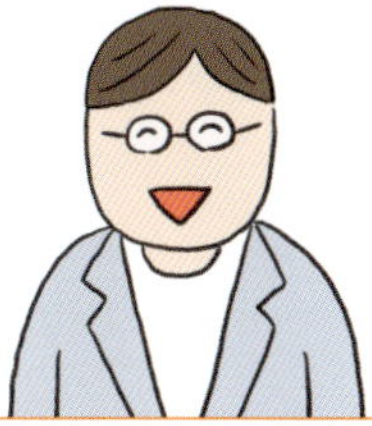


メンタルトレーナー

**下園壮太**（しもぞの・そうた）

元自衛隊メンタル教官。メンタルレスキュー協会理事長。長年にわたりメンタルケアの第一線で活躍。心のケアに関する豊富な知識と経験を活かし、メンタルヘルスの啓発活動を行っている。ストレスや疲労に悩む人々へ独自のアプローチを提唱し、心と体を休める方法についての講演や執筆活動を続けている。


することで、心の余裕が生まれます。

ストレスがたまり、心が疲れると、ささいなことで傷ついたり、人を許す余裕がなくなったりします。そんなときはまず、しっかりと睡眠をとり、リラックスできる行動を選んでください。本書では、なおにゃんさんがメンタルによさそうだと思ったさまざまなことに挑戦しています。読者のみなさんも、ぜひ彼女の体験を参考に、自分に合ったリフレッシュ方法を見つけてみてください。人それぞれ合う方法は違いますから、一概に「これがいい」「これがダメ」とはいえません。現代人は、ルールや「こうあるべき」にとらわれすぎています。もっと柔軟に、自分の興味や関心に従ってリフレッシュしていきましょう。

たとえば、身近な人と話す、自分の内面を表現する、動植物を育てる、料理を作る、自然に触れる、甘える・甘えさせる、何かがうまくできるようになるなど、「快」を得られるストレス解消法がおすすめです。

逆に、ギャンブル、過激なスポーツ、過度な買い物、アルコールなど、刺激の強いことや依存性のある行動は避けたほうがいいでしょう。これらは一時的な快感をもたらすかもしれませんが、結果的に心身の疲労を助長し、うつ状態を悪化させる可能性があります。

自分に合ったリフレッシュ方法を見つけ、常に柔軟な心で過ごしましょう。それが本当の意味で「メンタルを強くする」ことにつながるのです。

**なおにゃん**

イラストレーター、絵本作家。
大学卒業後、出版社に就職するも、職場環境に悩み、2度の休職をへて退職。2020年からX（旧Twitter）でメンタルについての発信を始めたところ、ほのぼのとしたイラストと癒やしのメッセージが生きづらさを抱える多くの人々の心に刺さり、大反響。共感の声が広がり、フォロワー数は27万人に迫り、Instagramは14万人を超える。『うつ吸いイラスト帳』『心がどんどんラクになる　がんばらない練習帳』（以上永岡書店刊）、『毎日は生存記念日』（ワニブックス刊）など著書多数。
@naonyan_naonyan

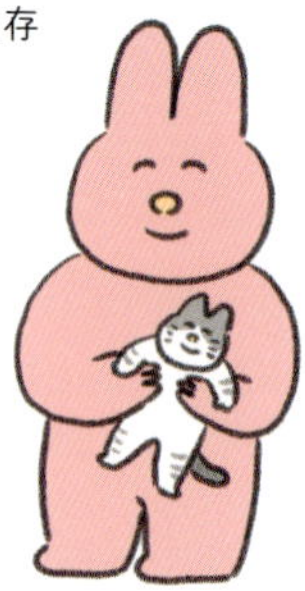

# 生きるのがしんどいので「メンタルにいいこと」やってみた！

発行日 2025年2月10日　初版第1刷発行

| | |
|---|---|
| 著　者 | なおにゃん |
| 監修者 | 下園壮太 |
| 発行者 | 千葉由希子 |
| 発　行 | 株式会社世界文化社<br>〒102-8187 東京都千代田区九段北4-2-29<br>電話　03-3262-5117（編集部）<br>03-3262-5115（販売部） |
| 印刷・製本 | 中央精版印刷株式会社 |


ISBN978-4-418-25401-9